Dr. Brigitte Mohn
Monika Kirschner

RISIKO SCHLAGANFALL

Kompetent vorbeugen
Alarmsignale erkennen
Richtig handeln
Folgen vermeiden

vgs EGMONT

Bibliografische Information Der Deutschen Bibliothek
Die Deutsche Bibliothek verzeichnet diese Publikation in der Deutschen Nationalbibliografie; detaillierte bibliografische Daten sind im Internet über http://dnb.ddb.de abrufbar.

Die Informationen und Anleitungen in diesem Buch sind von Autorinnen und Verlag nach bestem Wissen und Gewissen sorgfältig erwogen und geprüft, stellen aber keinen Ersatz für eine medizinische Betreuung jeglicher Art dar. Autorinnen und Verlag übernehmen keinerlei Haftung für etwaige Personen- oder Sachschäden, die sich aus dem Gebrauch oder Missbrauch der in diesem Buch vorgestellten Tipps und Informationen ergeben.

Bildnachweis
S. 5, 7, 79, 82, 89, 132, 136, 140, 141: flick-werk; S. 8, 75: Prof. Werner Hacke, Neurologische Universitätsklinik, Heidelberg; S. 10 (Reuter), 59 (Bettmann), 91 oben (Roger Ressmeyer): Corbis; S. 12 (Fitzek), 45 (Patrick Enge), 87 (KaPe Schmidt Photographie), 91 unten (FA): Medicalpicture; S. 15, 21, 22, 25, 26, 70, 71, 72, 73, 74, 95, 102, 103, 106, 125, 127, 138: Monika Kirschner; S. 17: Maria Brunsch privat; S. 27, 76: Boehringer Ingelheim Pharma GmbH & Co. KG; Text und Fotos von S. 28 bis S. 43 mit freundlicher Genehmigung von Deutsche Schlaganfall-Hilfe; S. 46 oben: Deutsche Hochdruckliga e.V. DHL® - Deutsche Hypertonie Gesellschaft - Deutsches Kompetenzzentrum Bluthochdruck, Heidelberg; S. 46 unten, 47, 48: Omron Medizintechnik Handelsgesellschaft mbH; S. 50, 52, 54, 57, 83, 92, 112, 114, 115, 120, 122, 130, 133 unten, 134: Mauritius – Die Bildagentur; S. 56, 60, 62, 65, 66, 68: Cornelis Gollhardt, Köln/Stefan Wieland, Düsseldorf; S. 61, 67: Food Foto Holz, Köln; S. 69: Ulrike Gonder; S. 78, 80: Dr. Andreas Hachgenei, Neurologische Klinik, Meisenheim; S. 85: Zentralbibliothek Zürich, Ms. C 54, f. 41 v (Codex Schürstab, Nürnberg 1460/70); S. 90: Max-Planck-Institut für experimentelle Medizin, Göttingen; S. 96, 99, 104, 105, 108: Friedel Müller privat; S. 110: SWR/Bernd Roselieb; S. 117, 139: Stiftung Deutsche Schlaganfall-Hilfe; S. 123, 126, 129: Karl-Ernst Sauer privat; S. 133 oben: Michael Fogden/OSF/OKAPIA.

Originalausgabe

Redaktion: Alexandra Panz, Tanja Dürdoth
Umschlagfoto vorn: zefa/M. Keller
Umschlagfotos hinten: links: Stiftung Deutsche Schlaganfall-Hilfe, rechts: Jaqueline Felix
Umschlaggestaltung und Innenlayout: Metzgerei Strzelecki, Grafik + Illustrationen
Satz: Achim Münster, Köln
Printed in Germany
ISBN 3-8025-1696-6
(ab dem 01.01.2007: ISBN 978-3-8025-1696-2)

www.vgs.de

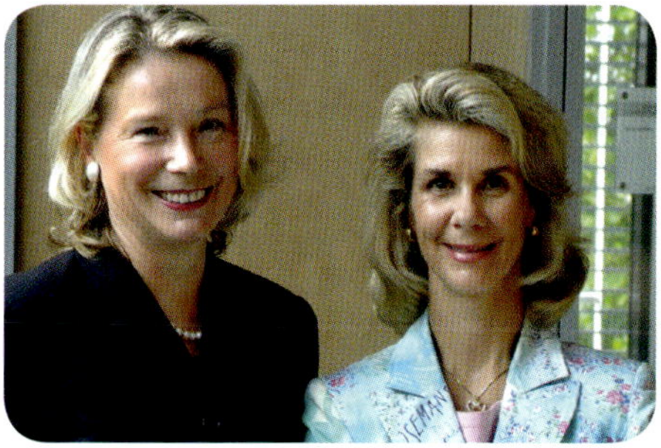

Liebe Leserinnen und Leser,
es ist noch keine 20 Jahre her, da bedeutete die Diagnose „Schlaganfall“ ein Leben als Pflegefall ohne Hoffnung auf Besserung. Betroffene und ihre Angehörigen fügten sich in ihr Schicksal. Ärzte resignierten, dachten: „Nichts zu machen“ und wandten sich lieber den Patienten zu, denen sie Hilfe anbieten konnten.

Der Anlass für dieses Buch: Schlaganfall – kein „Blitz aus heiterem Himmel“

Das hat sich gründlich geändert. Ein Schlaganfall ist kein unbeeinflussbarer Schicksalsschlag mehr. Oft ist er vermeidbar, fast immer um Jahre verschiebbar ... Wenn er trotzdem eintritt, lassen sich die Folgen heute durch schnelles Handeln und eine kompetente Rehabilitation minimieren. Gehen Sie kein Risiko ein!

Das persönliche Risiko erkennen und handeln

Möchten Sie sich und Ihre Lieben vor Schlaganfall und bleibender Behinderung schützen? Machen Sie sich Sorgen, dass Sie oder Ihre Angehörigen Schlaganfall gefährdet sind? Gibt es in Ihrer Umgebung starke Raucher? Haben Sie bei Ihrem Mann oder Ihrer Frau schon einmal persönliche Risiken wie Bluthochdruck beobachtet? Haben Ihre Eltern oder Großeltern einen Schlaganfall erlitten? Dann hilft Ihnen dieses Buch weiter. Nutzen Sie das neue Wissen der Medizin für sich und Ihre Familie! Der Risiko-Test, die persönlichen Geschichten vieler Schlaganfallbetroffener und der Rat der besten deutschen Schlaganfallexperten werden Sie in die Lage versetzen, im Falle eines Falles vorbereitet zu sein und ab sofort den richtigen Weg einzuschlagen.

Fortschritte der modernen Medizin

Die moderne Medizin hat sich nicht kontinuierlich entwickelt. Immer wieder gab es Schübe des Fortschritts. So revolutionierten die aseptischen Verfahren und die Narkosetechnik die Arbeit im OP. 1921 wurde das Insulin entdeckt, das den Diabetes mellitus behandelbar machte, und 1928 ermöglichte die Entdeckung des Penizillin durch Alexander Fleming eine Therapie bei bakteriellen Infektionen. Bisher tödliche Krankheiten waren plötzlich behandelbar. Einen ähnlichen Durchbruch erlebte die Behandlung des Schlaganfalls in den letzten zwei Jahrzehnten und – gut für uns – die deutsche Medizin steht mit an der Spitze dieser Entwicklung.

Sichtbarmachen des Unsichtbaren

Beim Schlaganfall ist das Gehirn betroffen. Es ist unser wichtigstes Organ, aber auch das geheimnisvollste. Lange Zeit war es kaum möglich, Vorgänge im Gehirn zu studieren oder gar sichtbar zu machen. Erst seit Beginn des 20. Jahrhunderts kann man mit Hilfe der Röntgenstrahlen das Skelett und die Schädelknochen beurteilen. Durch Kontrastmittel wurden auch innere

Organe sichtbar gemacht. Erst die Einführung eines computerunterstützten Röntgenverfahrens, der Computertomographie, kurz CT genannt, ermöglichte, tiefer liegende Weichteile auch ohne Zugabe von Kontrastmitteln darzustellen. In den 1920er Jahren leitete man die elektrischen Hirnpotenziale als EEG ab. Doch es blieb weiterhin rätselhaft, wie das Gehirn arbeitet.

Das Jahrzehnt des Gehirns: die 90er

Erst die 90er Jahre des letzten Jahrhunderts brachten ein Ende der Stagnation. Neue bildgebende Verfahren sorgten für eine rasante Entwicklung der Hirnforschung. Die Positronenemissionstomographie (PET) und vor allem die jüngste Entwicklung, die funktionelle Kernspintomographie, änderten das Bild vom Gehirn und damit auch vom Schlaganfall. Lehrbuchweisheiten wie die Vorstellung, dass die Entwicklung des Gehirns in der Kindheit abgeschlossen sei, verloren ihre Gültigkeit. Vorbeugung und Therapie von Schlaganfall sind heute möglich.

Gelebte Gesundheit ohne Verbote

Dieses neue Wissen vom Schlaganfall ermöglicht neue Strategien, mit denen Sie sich und anderen aktiv helfen können. Dieses Buch gibt Ihnen Informationen darüber, wie Sie einen Schlaganfall und damit auch andere schwere Erkrankungen vermeiden können, denn die Ursachen sind immer wieder dieselben. Betrachten Sie dieses Buch als Angebot zum Blättern und Stöbern. Sie können an jeder Stelle mit Gewinn anfangen zu lesen. Vielleicht bevorzugen Sie die Geschichten von Menschen, die einen Schlaganfall erlebt haben; vielleicht sind es aber auch der persönliche Risiko-Test oder die konkreten Praxistipps für den Notfall, die Sie zuerst lesen möchten.

Weg vom Risiko – hin zur Chance

Untersuchungen haben gezeigt, dass Menschen die Risiken ihres Lebensstils sehr genau kennen. Sie möchten aber ihre lieb gewonnenen Gewohnheiten nicht aufgeben, da sie einen Verlust an Lebensqualität, Freude und Genuss befürchten. Doch es geht auch umgekehrt. Keine Verbote, sondern kleine Schritte hin zu einem gelungenen Leben führen zum Ziel. Das ist möglich! Belohnt wird man schneller, als man denkt: durch mehr Lebensfreude …
Wir sind der Überzeugung, nur wenn etwas besser wird, als es vorher war, kann sich Verhalten auf Dauer verändern.

Herzlichst,
Dr. Brigitte Mohn und Monika Kirschner

1

GUTE NACHRICHTEN:
DAS NEUE WISSEN VOM SCHLAGANFALL

Sie möchten einen Schlaganfall vermeiden oder seine Folgen minimieren. Beide Ziele sind heute erreichbar. Durch Handlungsfähigkeit in der Krise und kleine, aber wirkungsvolle Veränderungen im Lebensstil. Sie möchten wissen, was das bedeutet? Die Antwort finden Sie auf den nächsten Seiten ...

DAS WAR FRÜHER

Der Schlaganfall hieß früher „Schlagfluss“ und galt als fürchterlicher Schicksalsschlag, bei dem man nichts machen konnte. Er wurde demütig oder resigniert hingenommen. Eine Behandlung wurde oft erst gar nicht versucht, denn bis vor ein paar Jahren gab es keine ursächliche Therapie des Schlaganfalls. Die Ärzte waren hilflos und überließen die meist schwer behinderten Patienten dem Siechtum in Familie oder Heim. Man hat nicht gewusst oder erkannt, welches Rehabilitationspotenzial in den Patienten steckt.

Noch vor 25 Jahren waren die Mediziner vollkommen pessimistisch, was die Erfolgsaussichten der Behandlung des Schlaganfalls anging. Man glaubte, dass mit den zerstörten Gehirnzellen auch deren Funktionen unwiederruflich verloren gingen. Da man das Gehirn eines erwachsenen Menschen als nicht mehr lernfähig ansah, wurden auch keine Therapien versucht. Eine flächendeckende neurologische Rehabilitation entstand in der Bundesrepublik erst in den 70er Jahren. Die Betroffenen schämten sich ihrer Behinderung, zogen sich zurück und litten darunter wie unter einer Strafe, bis sie – oft durch einen zweiten Schlaganfall – von ihrem Schicksal erlöst wurden.

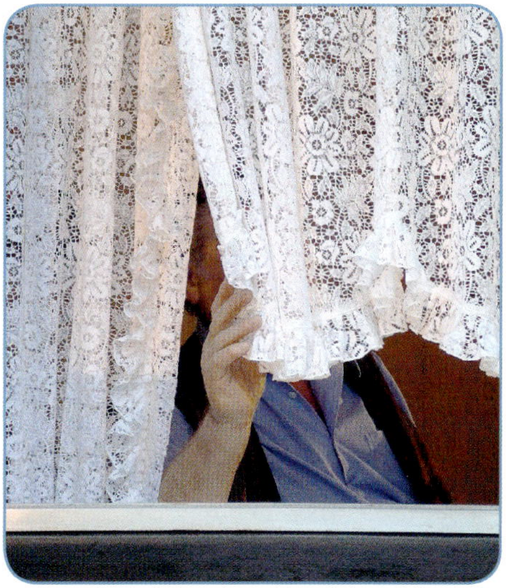

Schlaganfallbetroffene schämten sich oft für ihre Krankheit.

DIE KRANKHEIT UND IHR IMAGE

Dass sich die Betroffenen neben Krankheit und Siechtum auch noch schuldig fühlten, hatte seinen Grund in dem schlechten Ruf des Schlaganfalls. Schlaganfallbetroffene standen unter dem Generalverdacht einer undisziplinierten bis liederlichen Lebensweise. So liest man in einem verbreiteten medizinischen Hausbuch von 1896 unter *„Ursachen des Schlagfluss“*: *„Brüchigwerden der Gefäßwände im Alter, was namentlich durch vielen Spirituosen- , starken Bier-, Wein- und Fleischgenuss und sonstige Reizmittel erzeugt und beschleunigt wird.“*

Solche Theorien führten dazu, dass die Kranken die Schuld für ihr Schicksal bei sich selber suchten und sich ihre Angehörigen nicht selten für einen *„solchen Fall“* in der Familie schämten. Das brachte noch mehr Leid für die Betroffenen. Dieses schlechte Image des Schlaganfalls ist auch heute noch nicht überwunden. Dazu der Neurologe Prof. Werner Hacke: *„Schlaganfall war nie eine ‚attraktive‘ Krankheit. Menschen, die in der*

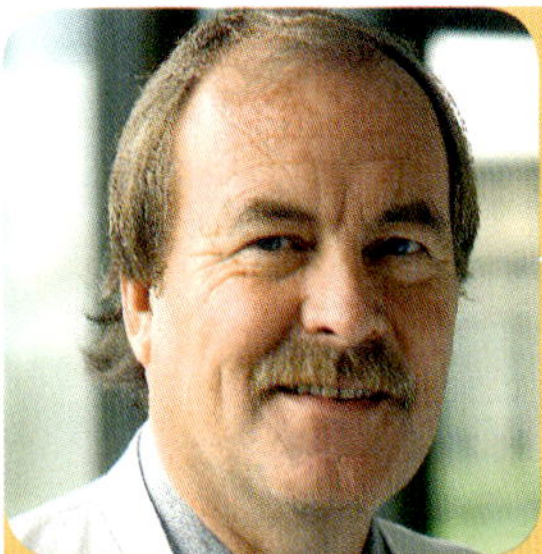

WAS SAGT DER NEUROLOGE DAZU?

„Als ich vor etwa 30 Jahren als junger Arzt anfing, war der Schlaganfall eine aussichtslose Sache. Man hatte nicht den Zugang zu Computertomographien. Schlaganfallpatienten lagen 30, 40 Tage lang in der Klinik. Es gab keine Therapien. Es gab keine vernünftigen Ideen, wie man die Patienten behandeln sollte, und die Ergebnisse waren in vielen Fällen sehr, sehr traurig und deprimierend. Das hat mich gereizt. Ich habe gedacht, verflixt, da muss man doch etwas machen können. Zur selben Zeit war der Aufbruch bei den Kardiologen und langsam habe ich dann begriffen, dass Schlaganfälle und Herzinfarkte vieles gemeinsam haben. Wir Neurologen sind dann eigentlich wenig originell den Schritten der Kardiologen gefolgt; allerdings mit einem Abstand von ein paar Jahren. Plötzlich haben wir durch die bildgebenden Verfahren und den Ultraschall ganz andere Möglichkeiten in unserer Diagnostik bekommen. Dazu kommen die Schlaganfallspezialstationen, die ebenfalls etwas dazu beigetragen haben, dass es den Patienten heute viel besser geht. Das ist wirklich eine Erfolgsgeschichte! Wir haben nicht mehr die katastrophalen Ergebnisse wie vor 25 Jahren. Das ist schon eine massive Änderung.“

Prof. Dr. Werner Hacke
Ärztlicher Direktor, Neurologische Universitätsklinik Heidelberg

Öffentlichkeit stehen und einen Schlaganfall erleiden, stehen meist nicht dazu, sondern halten das lieber unter der Decke, weil immer noch die Meinung vorherrscht, dass ein Schlaganfallpatient etwas am Hirn hat und anschließend geistesgestört ist. Dann geht man doch lieber als gut rehabilitierter Herzinfarktpatient vor die Kamera als als ein ebenso gut rehabilitierter und voll funktionsfähiger früherer Schlaganfallpatient.“

Man denke nur daran, wie stolz Menschen oft von ihrem überstandenen Herzinfarkt berichten, weil dieser mit Stress in Verbindung gebracht wird. *„Ich war so im Stress. Ich hatte einen Herzinfarkt! Jetzt habe ich wieder alles im Griff!“* Solche Bemerkungen machen Eindruck, denn gestresste Menschen gelten in unserer Gesellschaft als tüchtig und erfolgreich. Dabei ist der Infarkt gar keine Managerkrankheit. Das Risiko eines Fließbandarbeiters, an einem Herzinfarkt zu sterben, ist dreimal so hoch wie bei seinem gleichaltrigen Kollegen in der Chefetage. Stress wird erst gefährlich, wenn er mit Eintönigkeit und Kontrollverlust verbunden ist. Manager dagegen erleben ihren Stress oft positiv und leistungsfördernd.

Ein Schlaganfall wird im Gegensatz zum Herzinfarkt mit Alter, Übergewicht, Rauchen und Alkohol in Verbindung gebracht, was gesellschaftlich weniger honoriert wird. Die unterschiedliche gesellschaftliche Bewertung entbehrt jeder Basis, denn in Wahrheit gründen beide Krankheitsbilder auf denselben Risikofaktoren.

DAS IST HEUTE

Die neuen Geschichten vom Schlaganfall berichten immer öfter von Menschen, die nach der Krise leistungsfähig sind und wieder Freude am Leben haben.

Heute kennt man die Risikofaktoren des Schlaganfalls sehr genau. Jeder Mensch kann sein persönliches Profil ermitteln und gezielt vorbeugen. Neue Studien belegen, dass sich ein Schlaganfall und andere Krankheiten des Kreislaufsystems fast immer vermeiden lassen. Zu unserem persönlichen Risikoprofil gehört natürlich auch die Familiengeschichte, denn viele Faktoren können erblich bedingt sein. Mit Hilfe von ein wenig Ahnenforschung und Gesprächen in der Verwandtschaft erfährt man erstaunlich viel über das höchst individuelle Risikoprofil, das mit den Genen in jede einzelne Zelle einprogrammiert ist. Doch wenn jemand aus Ihrer nahen Verwandtschaft einen Schlaganfall hatte, heißt das natürlich noch lange nicht, dass auch Sie zwangsläufig einen erleiden werden. Mit dem Wissen über die Vorfahren können Sie nämlich wirkungsvoll gegensteuern.

Die Experten streiten sich darüber, ob die Gene oder der Lebensstil den größeren Einfluss auf die Todesursache des Menschen haben. Schaut man auf die Statistiken der WHO, der Weltgesundheitsorganisation, dann erscheint es offensichtlich, dass gerade bei den Herz-Kreislauf-Erkrankungen der Lebensstil den größeren Einfluss hat. Das ist eine gute Nachricht, denn man kann leichter seine Gewohnheiten ändern als die Eltern.

Das neue Wissen vom Eigenleben des Gehirns

Heute liegt das Jahrzehnt des Gehirns hinter uns. Das Wissen der Neurowissenschaftler hat sich enorm vermehrt. Sie haben dem Gehirn zwar noch lange nicht seine letzten Geheimnisse entrissen, aber das neue Bild vom Gehirn bietet eine Menge Chancen zur Rehabilitation in jedem Alter! In vielen Fällen sind die alten Vorstellungen vom Gehirn nicht nur überholt, es gilt sogar das Gegenteil des bisher Angenommenen. Diese Umwälzung des Wissens haben wir neuen Methoden und vor allem den neuen Bildern aus dem Kopf zu verdanken.

Am eindrucksvollsten sind die neuen Erkenntnisse über die Lernfähigkeit des Gehirns. Sie wurden bei weitem unterschätzt.

DAS IMAGE DES SCHLAGANFALLS VERÄNDERT SICH

Peter Struck: „Ich hatte einen Schlaganfall."

Wie der stern am 16.8.2004 berichtete, räumte der Verteidigungsminister nun öffentlich ein: „Ich habe in der Nacht vom 9. zum 10. Juni einen leichten Schlaganfall erlitten." Trotz Spekulationen über einen Schlaganfall hatte das Ministerium zunächst von „Kreislaufproblemen

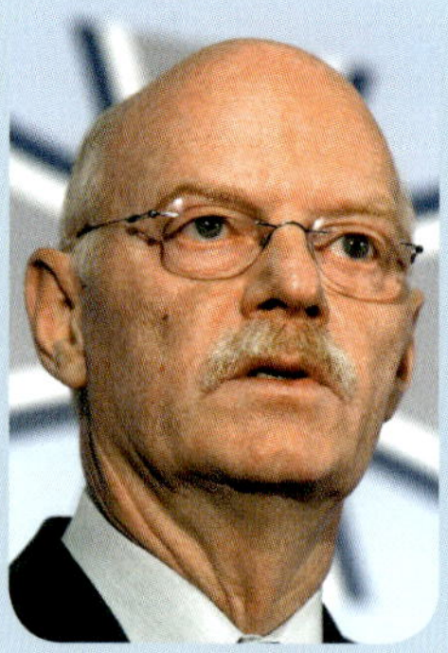

und einem Schwächeanfall" gesprochen. In seinem ersten Interview nach dem Schlaganfall meinte der 61-jährige Struck, dank der guten Behandlung in der Berliner Charité sei er wieder fit. Die gesundheitlichen Probleme seien ausgeräumt und er wieder 100%ig einsatzfähig. Zum Kanzler sagte er: „Du kannst auf mich zählen."

WORAN DIE MENSCHEN STERBEN ... EIN WENIG STATISTIK

Nach einem Bericht der WHO sterben weltweit etwa 45 Millionen Menschen jährlich. Die häufigste Todesursache ist Aids, gefolgt von Herzinfarkt, Tuberkulose, Verkehrsunfällen und dem Schlaganfall an fünfter Position. Die Situation in Deutschland stellt sich dagegen völlig anders dar. Jedes Jahr sterben auf Deutschlands Straßen rund 8000 Menschen – Tendenz fallend. Wegen einer Erkrankung ihrer Arterien sterben 50-mal so viele Menschen. In Deutschland erleiden jedes Jahr 360 000 Frauen und Männer einen Herzinfarkt und 250 000 einen Schlaganfall. Das sind jeden Tag etwa 1000 Herzinfarktfälle und etwa 700 Schlaganfälle. Insgesamt sind 3,3 Millionen Menschen von Verschlüssen in den Arterien der Arme und Beine betroffen. Erkrankungen der Arterien, vor allem die Arteriosklerose (s. S. 45), sind in Deutschland die häufigste Ursache für einen vorzeitigen Tod und damit die große Volkskrankheit schlechthin. Krebs folgt in der Statistik auf Platz 2.

Die Leistungsfähigkeit nimmt zwar mit dem Alter ab, aber längst nicht so stark wie vermutet. Lange Zeit dachte man, die Hirnentwicklung sei irgendwann in der Jugend abgeschlossen und die Netzwerke seien endgültig verknüpft. Mittlerweile steht aber fest, dass sich auch im erwachsenen Gehirn noch neue Verschaltungen bilden können. Wer im Alter etwas Neues lernt, zum Beispiel eine Fremdsprache, stimuliert das Neuronennetz in seinem Kopf, frische Verknüpfungen zu bilden. Damit arbeitet er dem Alterungsprozess entgegen. Mittlerweile wird nicht mehr angezweifelt, dass neue Nervenzellen in den Gehirnen erwachsener Organismen entstehen können.

Nachwuchs im Gehirn

Heute weiß man, dass nach einem Schlaganfall sofort körpereigene Mechanismen zur Schadensbegrenzung ausgelöst werden. Im Umfeld des zerstörten Gewebes bilden die überlebenden Zellen spezielle Eiweiße zur Trümmerbeseitigung aus. Regelrechte Reparaturtrupps begrenzen den Schaden und fördern gleichzeitig die Bildung neuer Verbindungen zwischen den Nervenzellen. Unreife Nervenzellen wandern an den Ort der Zerstörung und verwandeln sich dort in voll funktionsfähige Neuronen. Die bei einem Schlaganfall verlorenen Erinnerungen und Fähigkeiten kehren zwar durch diese Soforthilfe im Gehirn nicht zurück. Aber die Reparaturarbeiten schaffen in anderen Hirnbereichen Ersatz für die zerstörten Schaltkreise. Das ist die Chance für eine gelungene Rehabilitation!

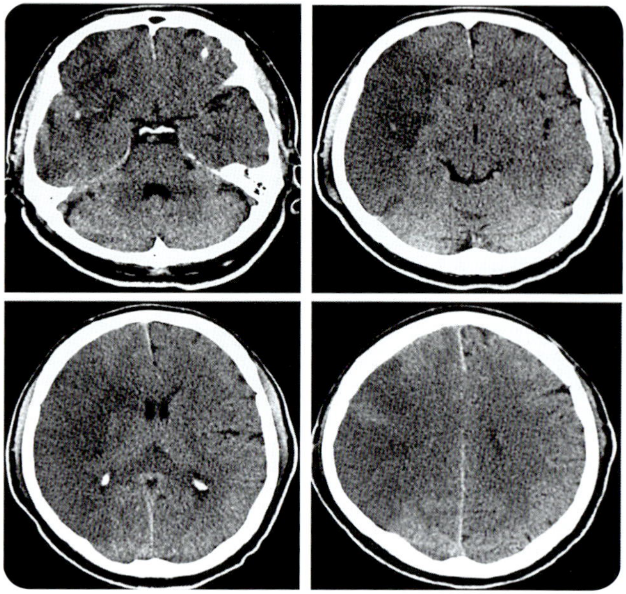

Computertomographie vom Gehirn, 24 Stunden nach einem Schlaganfall. Die geschädigten Gehirnbereiche erscheinen dunkler als die gesunden.

TIME IS BRAIN: DAS NOTFALLMANAGEMENT

Heute gibt es neue Therapiemöglichkeiten, mit denen wirklich geholfen werden kann; Therapien, die den Schlaganfall ursächlich behandeln. Die wichtigste dieser neuen Therapieformen ist die Thrombolyse, auch kurz Lyse genannt. Dabei wird ein Medikament injiziert, das das Blutgerinnsel, das die Hirnarterie verschließt, auflösen kann. Eine Thrombolyse kann die Folgeschäden eines Schlaganfalls im besten Falle völlig vermeiden oder zumindest auf ein Minimum reduzieren. Voraussetzung dafür: Die Lysebehandlung beginnt ein bis zwei Stunden nach dem Ereignis – in jedem Fall aber innerhalb von drei Stunden. Bei einem Verdacht auf Schlaganfall muss der Betroffene also sofort zur nächstgelegenen Schlaganfall-Spezialstation, der so genannten Stroke Unit, gebracht werden. Mit den Stroke Units haben wir in Deutschland eine vorbildliche flächendeckende Akutversorgung für Schlaganfallbetroffene. Hier ist man rund um die Uhr einsatzbereit, denn nicht das Verabreichen der Lyse selber ist das Problem – sie ist inzwischen ein Standardverfahren -, sondern die Zeit.

Prof. Werner Hacke hat reichlich Erfahrung gesammelt: *„Die Kunst besteht darin, die Abläufe in der Klinik so zu organisieren, dass sie schnell, komplett und ohne Zeitverzögerung stattfinden können. Damit bleibe ich in dem kurzen Zeitfenster. Man muss immer wieder unterstreichen: Die Wirksamkeit der Thrombolyse ist extrem zeitabhängig. Ich kann dazu ein ganz einfaches Beispiel geben: Wenn wir jemanden innerhalb der ersten Stunde behandeln können, dann wird einer von zweien geheilt; wenn wir es innerhalb von drei Stunden machen, wird einer von sieben Betroffenen geheilt, und wenn eine Lyse innerhalb von sechs Stunden durchgeführt wird, wird nur noch ein Patient von 30 geheilt. Also, das heißt, es hängt alles an der Zeit."*

Zurück ins Leben

Heute sieht auch die Nachbehandlung, die Rehabilitation, völlig anders aus als früher. Während man früher die Patienten eher schonte oder völlig in Ruhe ließ, ist heute das erklärte Ziel aller Bemühungen: ein gutes Leben im Alltag und möglichst auch im Berufsleben. Das Leben nach dem Schlaganfall ist für die Betroffenen und ihre Angehörigen oft anders, aber nicht immer schlechter. Viele Berichte zeugen davon, dass die überstandene Krise auch ein Gewinn sein kann.

Schlaganfall vermeiden

Bei allen Fortschritten in Therapie und Rehabilitation ist es jedoch zweifellos am besten, erst gar keinen Schlaganfall zu erleiden. Die Chancen dafür stehen gar nicht schlecht. Experten schätzen, dass bis zu 70 % der Schlaganfälle ganz vermeidbar oder um Jahre aufschiebbar sind, wenn die Betroffenen bei ihren persönlichen Risiken gegensteuern und die deutlichen Vorboten ernst nehmen. Wie das geht, erfahren Sie in den folgenden Kapiteln. Doch zunächst die Geschichte einer Frau, deren Schlaganfall sicher vermeidbar gewesen wäre.

2

„ICH BIN EIN GENUSSMENSCH!“
DIE GESCHICHTE DER MARIA BRUNSCH

Die Dreharbeiten zu dem Film über den Schlaganfall waren abgeschlossen. Zwei Männer und ihre eindrucksvolle Krankheitsgeschichte sollten als Protagonisten im Zentrum der Dokumentation stehen. Was fehlte, war eine Frau. Früher konnte man beobachten, dass Frauen seltener einen Schlaganfall erlitten als Männer. Aufgrund ihrer höheren Lebenserwartung hat sich aber das Verhältnis von betroffenen Männern und Frauen in höherem Alter so verschoben, dass heute absolut gesehen mehr Frauen einen Schlaganfall erleiden.

Gesucht: eine Frau

Mein Ziel war es, eine Frau möglichst zeitnah vom Schlaganfall an kennen zu lernen und zu begleiten. Ich hatte mit verschiedenen Stroke Units Kontakt aufgenommen und meine Bitte vorgetragen. Mein Wunsch stieß verständlicherweise auf viele Schwierigkeiten, denn kurz nach einem Schlaganfall stehen andere Dinge an erster Stelle als Dreharbeiten. Außerdem sollte niemand überredet werden. Das war mein Grundsatz. Im November 2003 hatte ich mit dem Vorhaben so gut wie abgeschlossen und wollte mit dem Schnitt des Films beginnen.

Der Anruf

Wie so oft kam der Anruf, als ich nicht mehr mit ihm rechnete. Am frühen Morgen des 1. Dezember 2003 erhielt ich einen Anruf von Dr. Robert Mantler, dem Oberarzt der Klinik Göttschied in Idar-Oberstein. Eine 56-jährige Frau war in der Nacht von Sonntag auf Montag mit einem schweren Schlaganfall eingeliefert worden und hatte eine Lyse-Therapie erhalten. Eine Frau in meinem Alter! Ich wusste zwar, dass ein Schlaganfall auch Jüngere treffen kann, aber wenn man dann erlebt, dass

jemand genauso alt ist wie man selber, berührt das in besonderer Weise. Ich fuhr sofort zur Klinik. Dr. Mantler hatte bereits mit den Angehörigen, den beiden Töchtern der Patientin, gesprochen. Ich durfte zu ihr. So lernte ich Maria Brunsch kennen.
Frau Brunsch lag regungslos in ihrem Bett, auf ihrem Gesicht die verwischten Spuren des Make-ups vom Vorabend. Später sollte ich erfahren, wie sehr Frau Brunsch in jeder Situation auf ein tadelloses Äußeres achtet. Diesmal war ihr offensichtlich die Kontrolle entglitten. Sie war kaum ansprechbar.

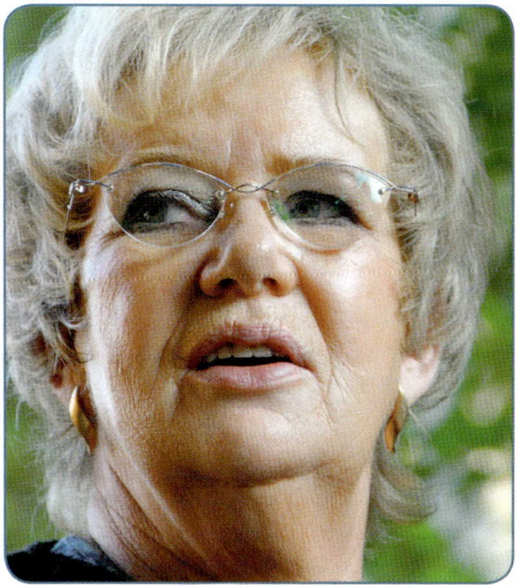
Maria Brunsch

„Machen Sie das. Es ist wichtig."
Ich neigte mich tief zu ihr hinunter und fragte sie, ob wir ihre Genesung mit der Kamera begleiten dürften. Sie drehte ihren Kopf mühsam auf dem Kissen herum, schaute mich an und sagte klar und deutlich: *„Machen Sie das. Es ist wichtig."*

DER MOMENT DES SCHLAGANFALLS

Es war ein Sonntagabend, wie Frau Brunsch ihn liebte. Im Fernsehen lief eine populäre Volksmusiksendung. Frau Brunsch sang wie immer begeistert mit. Da trifft sie der Schlag. Später wird sie sich erinnern:

„Ich saß da und habe Fernsehen geguckt. Auf einmal hatte ich so ein Kribbeln in der linken Seite und ich wurde ganz unruhig. Ich habe aber nicht sofort gemerkt, dass ich kein Gefühl mehr auf der Seite hatte. Ich wollte aufstehen und das ging nicht. Ich konnte mich nicht mehr abstützen und konnte nicht mehr auftreten. Es ist eigentlich ein komisches Gefühl, einen Schlaganfall zu bekommen, weil man keine Schmerzen merkt. Man merkt schon, dass irgendetwas im Körper nicht stimmt, aber Schmerzen hat man keine."

Maria Brunsch hatte Glück im Unglück. Sie war an diesem Abend nicht allein. Ihre Tochter war zu Besuch. Sie schaute ihre Mutter an und dachte: „Mein Gott, das könnte ein Schlaganfall sein."

Maria Brunsch weiß nicht, was mit ihr geschieht. So etwas hat sie noch nicht erlebt. Damit geht es ihr wie fast allen Schlaganfallbetroffenen. Das Gefühl für den eigenen Körper ist auf so seltsame Weise verändert, dass sie sich darauf keinen Reim machen können. Es sind daher meist eher die Angehörigen und Freunde, die den Schlaganfall erkennen.
Die Tochter tut das einzig Richtige. Sie wählt die Nummer des Rettungsdienstes und äußert ihre Vermutung: Schlaganfall!

Es war nicht das erste Mal, dass sich Frau Brunsch mit dem Schlaganfall konfrontiert sah. Ihre Mutter erlitt im Alter von 80 Jahren einen Schlaganfall und starb kurz darauf. Schlaganfall, das bedeutete für Frau Brunsch seitdem die Erinnerung an den Tod der Mutter.

Die Risikofaktoren

Ich fragte die beiden Töchter, die übernächtigt im Krankenhausflur saßen, vorsichtig, ob es denn keine Anzeichen gegeben habe, keine Alarmsignale, die den schweren Schlaganfall vielleicht angekündigt hätten. Beiden Frauen war jedoch nichts aufgefallen. Aus ihrer Sicht kam der Schlaganfall ihrer Mutter tatsächlich wie ein „Blitz aus heiterem Himmel".

Eine Raucherin aus Überzeugung

Schon beim ersten Nachfragen stellte sich jedoch heraus, dass der Schlaganfall bei Maria Brunsch bei weitem nicht so überraschend eintrat, wie ihre Töchter es zunächst empfunden hatten. Die Ältere wurde nach kurzem Überlegen nachdenklich:

„Meine Mutter ist halt ein Genussmensch; nicht jemand, der ständig auf Cholesterin und so was achtet. Der Blutdruck war sehr hoch und der Arzt meinte, sie solle ihre Ernährung umstellen. Das hat sie auch so schrittchenweise versucht … Und dann raucht sie auch schon seit ihrem 18. Lebensjahr. Mittlerweile mindestens eine Schachtel am Tag. Sie hat bisher keinen Sinn darin gesehen aufzuhören. Sie sagt immer, das schmeckt mir und das brauch ich."

In Wahrheit war das persönliche Risiko von Frau Brunsch, einen Schlaganfall zu erleiden, sehr groß. Hätte sie einen Risiko-Test gemacht (s. S. 38) und sich behandeln lassen, wäre ihr Schlaganfall sehr wahrscheinlich vermeidbar gewesen. Auch die Töchter von Frau Brunsch kannten die Risiken ihrer Mutter, hatten aber nicht realisiert, dass sich die verschiedenen Faktoren gegenseitig verstärkten und ihre Mutter als Hochrisikopatientin auswiesen.

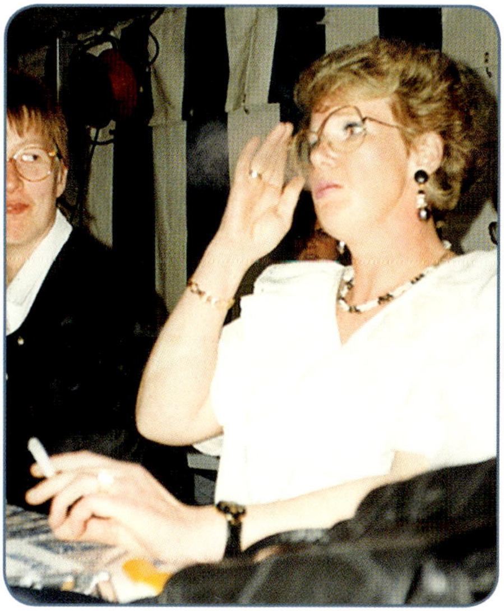

Maria Brunsch hat vor ihrem Schlaganfall gerne und viel geraucht. Sie nannte sich selbst eine „Genussraucherin".

Die Gesundheit ist Nebensache
1995 stirbt plötzlich ihr Mann. Als relativ junge Frau, mit 46 Jahren, muss sich Maria Brunsch plötzlich allein um Haus, Hof und ihre beiden Töchter kümmern. Und sie geht wieder arbeiten. Da bleibt wenig Zeit für die Gesundheit.

„Ich war es nicht gewohnt, mir um meinen eigenen Körper Gedanken zu machen. Ich hatte andere Sorgen."

GLÜCK IM UNGLÜCK

Dr. Robert Mandler behandelte und betreute Maria Brunsch seit ihrem Eintreffen am Sonntagabend. Mit dem Einverständnis von Maria Brunsch und ihren Töchtern erklärte er mir die Diagnose:

„Zum Aufnahmezeitpunkt war es ein schwerer Schlaganfall, bedingt durch den Verschluss der mittleren Hirnarterie. Frau Brunsch konnte den linken Arm überhaupt nicht bewegen. Das linke Bein nur ganz minimal. Zum Glück hat dann die Lyse-Therapie dazu geführt, dass dieses Gefäß wieder eröffnet werden konnte. Der Schlaganfall war zwar eingetreten, aber das geschädigte Hirnareal ist dadurch relativ klein geblieben. Die klinischen Symptome besserten sich dahin gehend, dass das linke Bein wieder etwas Funktion bekommen hat und der Arm sich auch langsam wieder bessert."

Ich fragte Dr. Mandler, wie die Situation bei Frau Brunsch ohne Lyse-Therapie ausgesehen hätte. *„Ohne Lyse-Therapie, so muss man befürchten, wäre das Gefäß verschlossen geblieben, mit dem Resultat, dass sie eine sehr schwere Halbseitenlähmung auf der linken Seite davongetragen hätte. Das hätte möglicherweise ein Leben im Rollstuhl bedeutet."*

DIE LYSE-THERAPIE

„Lyse-Therapie" ist eine sprachliche Kurzfassung für die so genannte „Thrombolyse-Therapie". Das Ziel der Thrombolysetherapie beim Schlaganfall ist die Beseitigung eines Thrombus, das heißt eines Blutpfropfens, Gefäßpfropfens oder Blutgerinnsels, in einem hirnversorgenden Gefäß. Dazu wird ein gentechnisch hergestelltes Präparat, das Fibrinolytikum oder Thrombolytikum, dem Patienten entweder in eine Armvene injiziert oder – seltener – mit Hilfe eines Katheders direkt am Ort des Geschehens angewendet. In Deutschland ist diese Behandlung seit August 2000 zugelassen. Die Thrombolyse muss innerhalb von maximal drei Stunden nach dem Schlaganfall erfolgen und ist eine bewährte Therapie, die für den Patienten erheblichen Nutzen bringt. Oft kann eine bleibende Behinderung damit verhindert werden.
Doch eine Thrombolyse kommt nicht für alle Schlaganfallpatienten in Frage. Sie hilft nur bei einem Gefäßverschluss, nicht bei einer Blutung im Gehirn. Hier ist die Thrombolyse sogar gefährlich, da sie die Blutung verstärken kann. Der Unterschied zwischen einem Gefäßverschluss und einer Einblutung im Gehirn kann nur durch eine Computertomographie (CT) oder eine Magnetresonanztomographie (MRT) festgestellt werden. Deshalb müssen Schlaganfallpatienten immer sofort und ohne Umwege in ein Krankenhaus, am besten auf eine Schlaganfall-Spezialstation gebracht werden.

Frau Brunsch ergreift die Initiative

Schon in den ersten Stunden fiel Dr. Mandler auf, dass seine Patientin ungewöhnlich aktiv war.

„Leider ist es häufig so, dass viele Schlaganfallpatienten unter einer Depression leiden, und das behindert dann die Therapie. Aber bei Frau Brunsch ist es glücklicherweise anders. Sie hat einen festen Willen und eine ungewöhnlich hohe Motivation. Frau Brunsch ist eine Frau, die schon von Beginn an ihre Kämpfernatur zeigt. Sie lässt sich nicht hängen. Das ist sehr positiv, weil es schnelle Erfolge bringt. Solch ein Verhalten ist leider eher untypisch. Die meisten Patienten sind am Anfang des Heilungsprozesses sehr antriebsarm bis depressiv."

Ich fragte Dr. Mandler, ob er eine Voraussage machen könne, wie sich Frau Brunsch entwickeln wird.

„Es ist zwar noch sehr früh, aber ich glaube, dass sie auf jeden Fall wieder gehen und sich alleine versorgen können wird. Inwieweit der linke Arm voll funktionsfähig werden wird, kann man heute noch nicht sagen. Frau Brunsch ist relativ jung. Also, da sind wir optimistisch."

NACH EINER WOCHE

Eine Woche später bekam ich die Erlaubnis vom Arzt, ein kurzes Interview mit Maria Brunsch zu machen. Ich fuhr zum Krankenhaus. Vor meinem inneren Auge sah ich noch die Bilder von vor einer Woche: eine Frau, die sich blass und regungslos unter ihren Kissen vergrub. Ich öffnete die Tür zum Krankenzimmer auf der Stroke Unit und traute meinen Augen nicht. Da saß eine attraktive Frau aufrecht im Bett, gekonnt geschminkt und mit einer Frisur, als wäre sie beim Frisör gewesen. Mit ihren großen Augen sah sie mir neugierig entgegen. Ich setzte mich ans Bett und ohne große Anlaufschwierigkeiten befanden wir uns in einem offenen Gespräch, so, als würden wir uns schon lange kennen.

„Die ersten Tage waren sehr schwer. Ich habe alles mitbekommen und es war sehr schwer, das zu verarbeiten. Mittlerweile fühle ich mich besser."

Ich fragte nach, was denn für sie besonders schwer zu verarbeiten war. Darauf atmete sie tief durch und antwortete so leise, dass ich sie kaum verstand: *„Ich bin auf einmal behindert. Das ist schon sehr schwer."*
Schlaganfall bedeutete für Maria Brunsch in dieser Situation zunächst einmal bleibende Behinderung.

„Alles, was ich so gerne mache, werde ich nicht mehr machen können. Tanzen, zum Beispiel, Akkordeon spielen, Autofahren, das kann ich alles nicht mehr. Dann muss ich erst mal sehen, wie ich meinen Haushalt ordne. Wie ich damit zurechtkomme. Ob ich das allein noch schaffen werde. Ich habe ja niemand, der mir hilft. Meine Tochter geht arbeiten. Da weiß ich noch nicht, wie ich das überhaupt regeln kann."

Ich sah auf ihre linke Seite, den reglos herabhängenden Arm, den verzogenen Mund. Auch ich konnte mir in diesem Moment nur schwer vorstellen, dass das alles wieder in Ordnung kommen sollte.

„Am schlimmsten ist aber für mich, dass ich nicht mehr arbeiten kann. Ich bin in Bad Kreuznach in einem großen Modehaus in der Damenoberbekleidung angestellt. Das Verkaufen hat

mir immer Spaß gemacht. Vor allem der Kontakt zu den Kunden. Wir haben sehr viele Stammkunden in Bad Kreuznach und ich kenne sie fast alle. Jeder kommt einfach mal vorbei und hat ein nettes Wort übrig. Das ist schon sehr schön. Und das soll jetzt alles vorbei sein?"

Ich sprach Frau Brunsch auch auf ihre Risikofaktoren an und fragte sie, wie sie sich ihren Schlaganfall im Alter von nur 56 Jahren erklärt.

„Mein Blutdruck schwankte ständig. Da war es schwer, die Tabletten richtig zu nehmen. In dieser Zeit wurde ich auch immer dicker: von Größe 38 auf 42. Natürlich habe ich auch geraucht. Mindestens eine Schachtel Zigaretten am Tag. Meine Töchter sind beide Nichtraucherinnen und haben mich immer gewarnt. Sie sind sehr gegen das Rauchen. Aber ich wollte nicht auf meine Kinder hören. Ich habe gesagt, ich muss selber entscheiden, was ich mache. Dann war auch mein Cholesterin ein bisschen erhöht ..."

Diese detaillierte Antwort überraschte mich dann doch. Maria Brunsch kannte ihre Risiken also sehr genau! Eine viel bessere Beschreibung hätte mir ihr Hausarzt vermutlich auch nicht geben können. Ähnlich wie beim Gespräch mit ihrer älteren Tochter stellte sich heraus, dass es an Alarmsignalen nicht gefehlt hat. Da hat nicht nur eine Glocke geläutet, es war ein ganzes Konzert von schrillen Alarmsignalen zu hören gewesen: familiäre Vorbelastung, Rauchen, Übergewicht, Bluthochdruck, erhöhter Cholesterinwert. Die ganze Palette der üblichen Verdächtigen! Nur hatte niemand hingehört. Was war da passiert?

Maria Brunsch ist eine kluge Frau, die mit beiden Beinen im Leben steht. Man kann ihr nicht unterstellen, dass sie über die Risikofaktoren des Herz-Kreislauf-Systems, die man in jedem Apothekenheftchen nachlesen kann, nicht informiert war.

Mir wurde in diesem Moment des Interviews klar, wo das Problem aller Gesundheitserziehungs- und Vorsorgekampagnen liegt. Irgendetwas scheint uns Menschen davon abzuhalten, uns mit zukünftigen Gefahren zu beschäftigen. Da scheint die

Psyche auf das Programm „Nicht hören, nicht sehen, nicht wissen wollen“ umzuschalten.
Wir sind offensichtlich nicht so konstruiert, dass wir im Voraus, sozusagen auf ein statistisches Risiko hin, unser Verhalten verändern. Wahrscheinlich hat es sich in der Geschichte der Menschwerdung, unserer Evolution, nicht als sinnvoll erwiesen, sich allzu viel Sorgen um die Zukunft zu machen. Die Gegenwart brachte unseren Vorfahren genug Gefahren und Nöte. Da war wahrscheinlich kein Platz für die Angst vor noch bevorstehenden möglichen Ereignissen.
Das ist ein Erklärungsversuch für die Tatsache, dass es kaum etwas Schwierigeres gibt, als Menschen dazu zu bewegen, lieb gewordene Gewohnheiten aufzugeben.

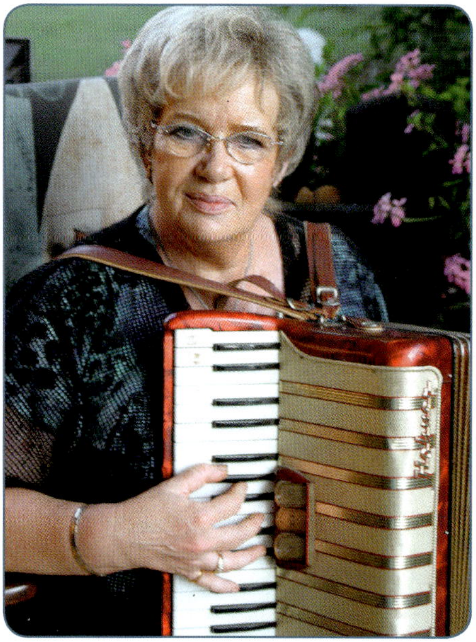

Heute spielt Frau Brunsch wieder Akkordeon.

Maria Brunsch hatte mir eine Lektion erteilt. Danach interessierte mich umso mehr die Frage, wie sie sich **nach** dem Schlaganfall verhalten würde. Wird Maria Brunsch aufhören zu rauchen? Ihre Antwort zeigt, wie unsicher sie selbst ist, ob sie es schaffen kann.

„Ich weiß es selber noch nicht so genau. Ich bin erst einmal froh, dass ich nicht das direkte Bedürfnis zum Rauchen habe. Wenn das Bedürfnis zurückkommt, werde ich ein Pflaster oder sonstige Hilfsmittel benutzen. Jedenfalls will ich versuchen, nicht mehr zu rauchen. Ich kann jetzt aber nicht sagen, ich fasse keine Zigarette mehr an. Das kann ich nicht ausschließen. Aber versuchen werde ich es.“

DIE REHABILITATION

Zehn Tage nach ihrem Schlaganfall kam Maria Brunsch zur Rehabilitation nach Bernkastel-Kues. Der ärztliche Direktor der Klinik, Dr. Klaus Mattes, ist ein erfahrener Mann, der viele Schlaganfallpatienten hat kommen und gehen sehen.

„Sie ist eine Patientin mit einer schweren Halbseitenlähmung, wobei in typischer Weise der Arm immer mehr betroffen ist als das Bein. Das Bein zeigt bei den meisten Schlaganfallpatienten

eher eine Rückbildung als der Arm. Glücklicherweise ist Frau Brunsch eine sehr motivierte Patientin. Bei Patienten, denen die Motivation fehlt, richten wir vielfach nichts aus. Das kann man diesen Patienten aber nicht vorwerfen, denn die Ursache für die gedrückte Stimmung und Abgeschlagenheit liegt oft im Schlaganfall selbst."

Nachdem Frau Brunsch zehn Tage in der Reha-Klinik hinter sich hatte, besuchte ich sie in ihrem schönen Einzelzimmer mit Balkon. Sie saß im Rollstuhl. Erstaunlicherweise schien sie das als ganz selbstverständlich hinzunehmen. Sie war wieder geschminkt, die Haare gepflegt, die Kleidung farbenfroh und schick. Ich bewunderte auch diesmal, wie Frau Brunsch es schaffte, in dieser Situation so tadellos auszusehen. Ich begriff, dass es ihre ganz eigene Art war, dem Leben im Rollstuhl Würde und ein Stück Normalität zu geben.

Bezeichnenderweise erzählte sie mir als Erstes stolz, dass sie bereits mit ihrer Tochter einen Ausflug in das kleine Städtchen Bernkastel-Kues gemacht und sich Schuhe gekauft habe. Sie brauchte bequeme Schuhe. Doch auch die sollten gut aussehen. Mit Pantoffeln, wie sie die anderen Patienten im Rollstuhl bevorzugen, wollte sie sich nicht sehen lassen.

Maria Brunsch kämpft in der Reha-Klinik um ihre Rückkehr in ein normales Leben.

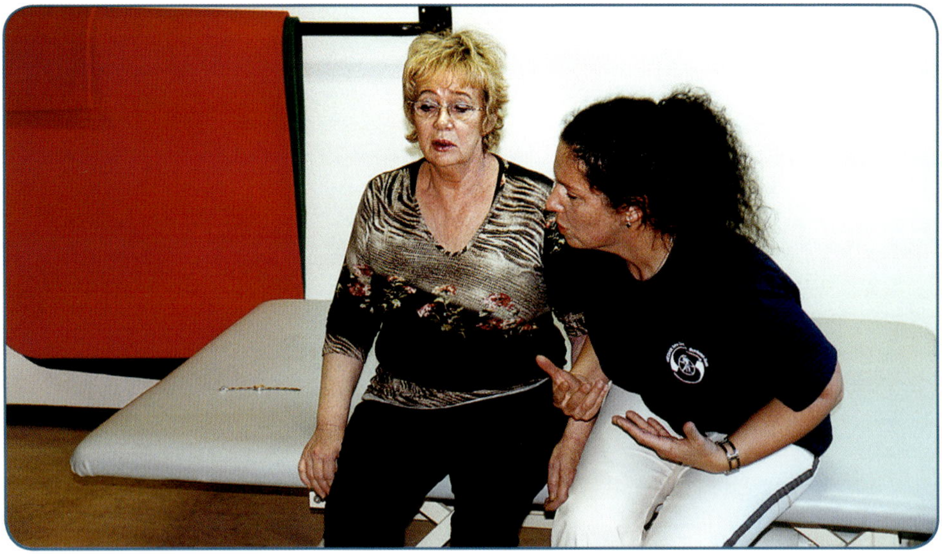

Ich fragte Frau Brunsch nach ihren Fortschritten.

„Als ich vor zehn Tagen hier ankam, konnte ich überhaupt noch nichts und habe mich sehr krank gefühlt. Jetzt geht es schon entschieden besser. In der kurzen Zeit habe ich gelernt, alleine zu stehen. Ich kann mich alleine waschen, alleine anziehen, ausziehen, alleine zur Toilette gehen. Das ist mir sehr wichtig, denn ich mag nicht, wenn jemand danebenstehen muss. Nur beim Duschen brauche ich noch Hilfe.

Zur Demonstration stand Maria Brunsch aus dem Rollstuhl auf und strahlte.

„Nur laufen kann ich noch nicht. Das linke Bein ist sehr schwer. Da meint man, man hätte so einen schweren Klotz am Bein hängen. Man kommt sich wirklich vor, als müsste man das Laufen ganz neu lernen. Mit dem Arm kann ich noch gar nichts machen. Das fängt erst gerade so an."

PSYCHISCHE FOLGEN DES SCHLAGANFALLS

Mehr als 50 % der Patienten erleben nach einem Schlaganfall auch psychische Probleme. Sie haben Angst, sind wechselnden Gefühlen ausgesetzt und auffällig antriebsarm. Die traurige Stimmung kann bis zur Depression führen. Diese Form der Depression wird auch als Post-Stroke-Depression, kurz PSD, bezeichnet. Die Traurigkeit ist jedoch nicht nur eine Reaktion auf das schreckliche Ereignis, sondern wird oft auch durch die Schädigung des Gehirns selbst hervorgerufen. Diese kann dadurch bedingt sein, dass der Schlaganfall Stellen des Gehirns verletzt hat, wo wir Menschen unsere Gemütsmodulation ausführen, zum Beispiel im Schläfenhirn.
Eine Depression nach dem Schlaganfall muss erkannt und behandelt werden, denn sie beeinflusst den Heilungsverlauf und die Lebensqualität negativ.

Wie schon beim ersten Interview kam Maria Brunsch auch diesmal schnell wieder auf ihr großes Ziel zu sprechen: Sie möchte wieder in ihrem alten Beruf arbeiten! Sie war voller Zuversicht, dass das auch klappen würde. Ein Besuch ihrer Chefin hatte ihr Mut gemacht und sie in ihrem Ehrgeiz bestärkt.

„Meine Chefin war letzten Sonntag mit ihrem Mann zu Besuch hier. Darüber habe ich mich sehr gefreut und ich denke mal, dass ich nach erfolgreicher Therapie wahrscheinlich doch wieder arbeiten werde. Das ist jedenfalls mein Ziel."

Ich konnte mir in diesem Moment nur schwer vorstellen, dass Frau Brunsch in einer Damenmodeabteilung steht und Kundinnen bedient. Ich sagte nichts, aber ich wünschte mir, dass Frau Brunsch eine zweite Chance bekäme. Zu Weihnachten sollte sie entlassen werden.

Doch so weit ist es noch nicht. Frau Brunsch wird noch Wochen in der Reha-Klinik bleiben müssen. Am Haupteingang war mir ein Grüppchen Raucher aufgefallen. Es wird auch in der Reha-Klinik kräftig geraucht, zwar vor der Tür, aber unübersehbar.

Deshalb war ich mir nicht sicher, wie die Antwort auf meine letzte Frage ausfallen würde. Hatte Frau Brunsch wieder geraucht?

„Seit dem Schlaganfall habe ich nicht mehr geraucht. Bisher hatte ich auch nicht das Bedürfnis danach. Und ich kann auch gut zugucken, wenn die anderen rausgehen und draußen vor der Tür rauchen. Bisher macht es mir nichts aus. Ich weiß das eigentlich nicht zu deuten. Ich denke mal, es hat mit dem tauben Gefühl am Mund zu tun. Vielleicht ist es aber auch eine Sache des Überlebens. Ich will leben …“

So, als wollte sie dem Gesagten Nachdruck verleihen, ergriff Frau Brunsch das Rad ihres Rollstuhls, fuhr zum Waschbecken, holte sich mit der rechten Hand das Schminktäschchen, nestelte mühsam den Lippenstift heraus und schminkte sich mit entschlossenem Blick in den Spiegel ihre Lippen.

„Ich sage immer, wenn der Mensch durch Krankengymnastik und Ergotherapie wieder aus dem Rollstuhl aufsteht, steht die Seele mit auf. Wir erleben immer wieder, dass vieles von der traurigen Verstimmung von den Menschen abfällt, wenn sie durch die Therapien wieder in die Lage versetzt werden, zu stehen. Das gibt einen erheblichen Auftrieb für alle Patientinnen und Patienten.“
Dr. Klaus Mattes

An der linken Seite des Mundes rutschte der Lippenstift immer wieder ab …

Drei Wochen später besuchte ich Frau Brunsch wieder in der Reha-Klinik. Ihre Entlassung stand kurz bevor. Dieses Mal hatte ich gar keine Chance, sie in ihrem Zimmer zu besuchen. Sie kam mir schon in der Eingangshalle entgegen – ohne Rollstuhl, nur mit einem Stock. Ihr Gang war etwas zittrig, aber sie lief. Mit ihrer älteren Tochter verließ sie die Klinik zu einem kleinen Spaziergang. Ihr Gesicht verriet die Anspannung, aber auch den Stolz über das Erreichte. Diese Szene bildete in dem Film „Der Tag, der alles änderte" das Abschlussbild zu der Geschichte der Maria Brunsch, doch im wirklichen Leben ging es weiter.

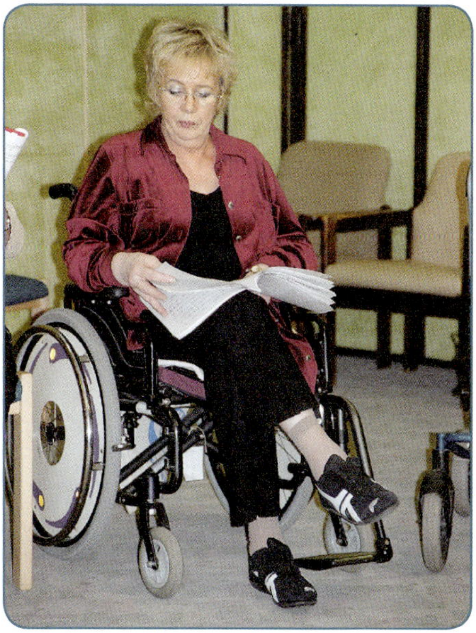

Maria Brunsch in der Rehabilitation in Bernkastel-Kues

Ein Jahr nach ihrem Schlaganfall führt Frau Brunsch ihren Haushalt wieder allein, singt im Kirchenchor und geht täglich mit ihrem Hund spazieren. Zweimal die Woche fährt sie zur Ergotherapeutin, um die Funktion des linken Arms weiter zu optimieren. Sie hat das Rauchen nie wieder angefangen. Und sie hat ihren Traum nicht aufgegeben, wieder als Modefachverkäuferin zu arbeiten!

Anfang Mai 2005 fahre ich die Rolltreppe hoch in die zweite Etage eines bekannten Modehauses in Bad Kreuznach. Dort findet sich die Abteilung Damenoberbekleidung, die elegante Alternative zu der preiswerten Mode im Erdgeschoss. Nahezu anderthalb Jahre hat Frau Brunsch zäh daran gearbeitet, hier eine zweite Chance zu bekommen. Am 4. Mai 2005 ist es so weit; fast so weit. Der Arzt hat ihren Wiedereingliederungsversuch in das Berufsleben genehmigt. Mit dreimal zwei Stunden in der ersten Woche soll es losgehen. Ich bin gespannt, wie Frau Brunsch den ersten Arbeitstag meistert. Ich bin noch nicht ganz oben, da sehe ich sie schon, wie sie zarte Spitzentops aus einem Karton sortiert und auf Bügel hängt. Sie sieht fantastisch aus. Kein Mensch würde vermuten, dass diese Frau noch vor kurzem halbseitig gelähmt war und im Rollstuhl saß. Eine Kundin kommt auf sie zu: *„Sie sind wieder da! Das ist ja toll!"* In den nächsten zwei Stunden reißen solche Begegnungen nicht ab. Es ist fast so, als würde sie in einem kleinen Einzelhandelsgeschäft arbeiten. Nichts ist von der üblichen Anonymität eines Kaufhauses zu spüren. Ich verstehe plötzlich, was Frau Brunsch meinte, als sie mir im Krankenhaus erzählte, dass *„alle mal vorbeikommen"*. Nach zwei Stunden schmerzen

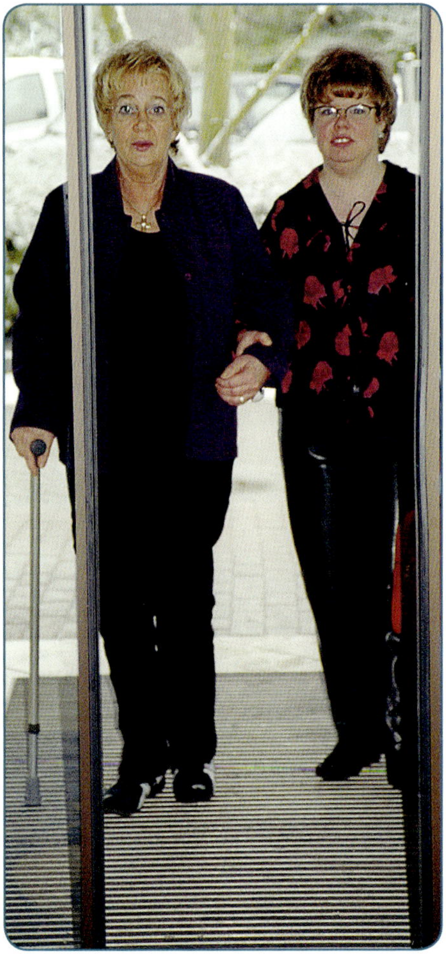

Aufrecht – nur mit Hilfe eines Stocks und ihrer Tochter – verlässt Frau Brunsch die Reha-Klinik.

ihre Füße, aber der Anfang ist geschafft. Ich warte vor dem Eingang. Es dauert etwas länger, weil Frau Brunsch auf Schritt und Tritt Bekannte trifft, die ihre Geschichte hören wollen. Endlich kommt sie strahlend aus dem Modehaus. *„Ich habe gut verkauft!“* ist ihr erster Kommentar. In der nächsten Woche sollen es dreimal drei Stunden sein. Das Ziel sind acht Stunden.

Doch ob sie das schaffen kann, ist fraglich. Die Kolleginnen, die alle um ihren Arbeitsplatz in dieser krisengeschüttelten Branche bangen, machen schon mal Bemerkungen wie: *„Können Sie denn noch stehen, Frau Brunsch?* oder *„Acht Stunden, das wird ja sicher zu viel für Sie!?“* Es ist schwer, zu unterscheiden, ob es sich um Mitgefühl oder Konkurrenzdenken handelt. Frau Brunsch antwortet in solchen Situationen selbstbewusst: *„Ich hatte keinen Schnupfen. Ich hatte einen Schlaganfall!“*

Ich habe einen Termin mit der Filialleiterin und höre, dass diese Firma ihre Angestellten nur im Acht-Stunden-Rhythmus beschäftigt. *„Eine Ausnahme ist nicht möglich. Dafür sind die Zeiten zu schwer ...“*

Das gilt auch für die langjährige Angestellte Maria Brunsch.

3

GUT ZU WISSEN:
IHRE PERSÖNLICHEN RISIKOFAKTOREN

Kennen Sie Ihre persönlichen Risikofaktoren oder die Ihrer Liebsten? Dann haben Sie es in der Hand, einem Schlaganfall oder auch einem Herzinfarkt vorzubeugen. Gehen Sie kein Risiko ein!
Sie kennen Ihren Kontostand, den Kilometerstand Ihres Autos – aber kennen Sie auch Ihren Blutdruck und Ihre Blutfettwerte?

WAS PASSIERT BEI EINEM SCHLAGANFALL

Wissenschaftlich: Apoplexia cerebri, auch veraltet Apoplex, Hirninsult oder Gehirnschlag (engl. Stroke) genannt. Der Schlaganfall ist die Folge einer plötzlichen Durchblutungsstörung eines Teils des Gehirns. Damit kommt es „schlagartig" zum Ausfall bestimmter Funktionen des Gehirns. Dies kann zwei Gründe haben:

Der Gefäßverschluss: Ein zum Hirn führendes Blutgefäß oder ein Gefäß im Gehirn selbst ist verstopft. Es kommt zu einer Mangeldurchblutung: 85 % der Schlaganfälle werden so verursacht.

Die Hirnblutung: Durch den Riss eines Blutgefäßes kommt es zu einer Blutung in das Gehirngewebe hinein. Auf diese Weise entstehen 15% der Schlaganfälle. Die meisten Schlaganfälle kommen durch eine Mangeldurchblutung aufgrund eines Gefäßverschlusses zustande. Diese kann zwei Ursachen haben:

■ **eine Thrombose**

Bei einer Thrombose verschließt sich ein zum Hirn führendes Blutgefäß oder ein Hirngefäß durch einen Blutgerinnselpfropf, einen Thrombus. Solche Gefäßverschlüsse entstehen nicht in gesunden Gefäßen, sondern durch eine Arteriosklerose (s. S. 45).

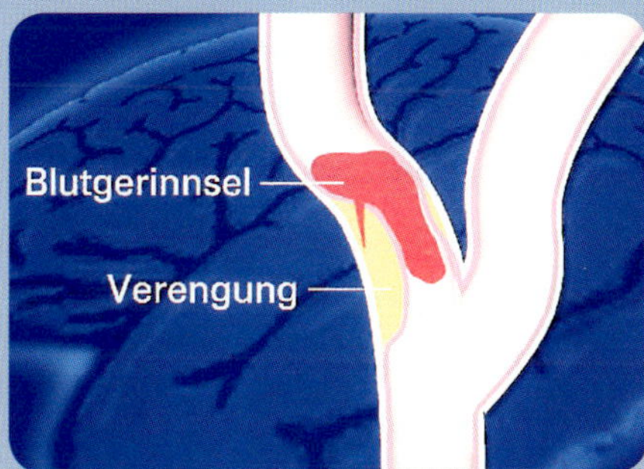

■ **eine Embolie**

Ausgangspunkt einer Embolie sind Blutgerinnsel, die sich in den Herzkranzgefäßen oder in den großen zum Gehirn führenden Gefäßen, z.B. der Halsschlagader (Arteria carotis), gebildet haben. Löst sich ein Teil des Blutgerinnsels, wird es mit dem Blutstrom in die Hirngefäße eingeschwemmt und verursacht dort einen Verschluss.

Damit Sie wissen, worauf es ankommt, haben wir die wichtigsten Risikofaktoren einschließlich der medizinisch empfohlenen Werte zusammengestellt. Der Vergleich Ihrer persönlichen Werte mit den Empfehlungen der Fachgesellschaften hilft Ihnen, Ihre Risiken besser einzuschätzen und zu handeln! Dann werden aus Risiken Chancen!

DIE RISIKOFAKTOREN DES SCHLAGANFALLS

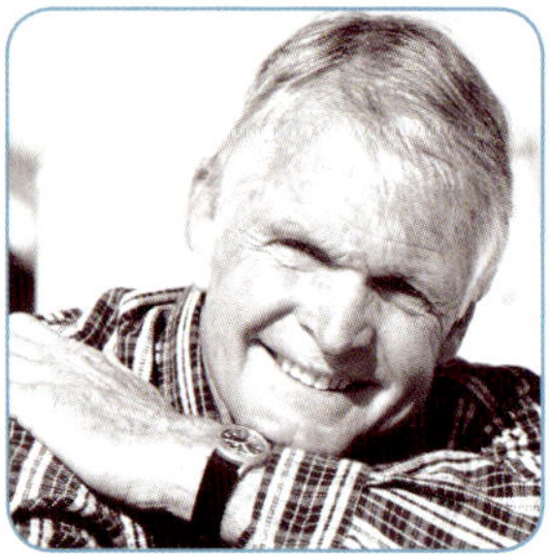

Einem Schlaganfall können nicht beeinflussbare und beeinflussbare Risikofaktoren zugrunde liegen.

Nicht beeinflussbare Faktoren

1. Alter

Das Schlaganfall-Risiko steigt mit zunehmendem Lebensalter deutlich an. So ereignen sich ca. 50 % aller Schlaganfälle in der Altersgruppe der über 75-Jährigen. Aber auch jüngere Menschen können einen Schlaganfall erleiden. Man schätzt, dass ca. 15 % aller Schlaganfall-Patienten jünger als 45 Jahre alt sind.

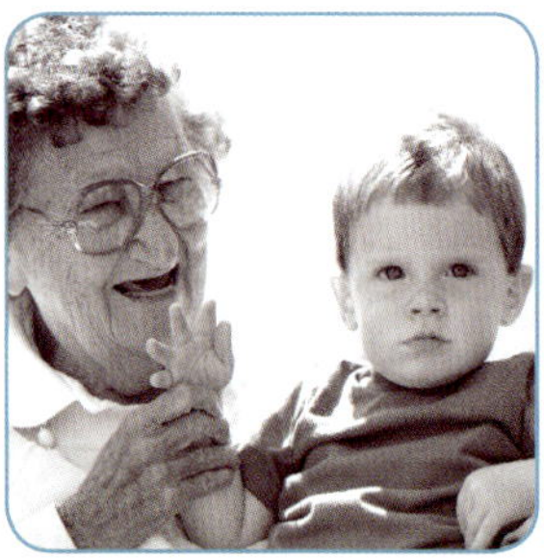

2. Vererbung

Ist in der Familie bereits ein Schlaganfall aufgetreten, sollten Familienmitglieder unbedingt eine konsequente Vorbeugung betreiben. Dies gilt besonders dann, wenn in der Familie eine oder mehrere der folgenden vererbbaren Erkrankungen aufgetreten sind: Bluthochdruck, Störungen der Blutgerinnung (vor allem eine erhöhte Thromboseneigung), Herzfehler, Diabetes mellitus und Fettstoffwechselstörungen.

Beeinflussbare Faktoren

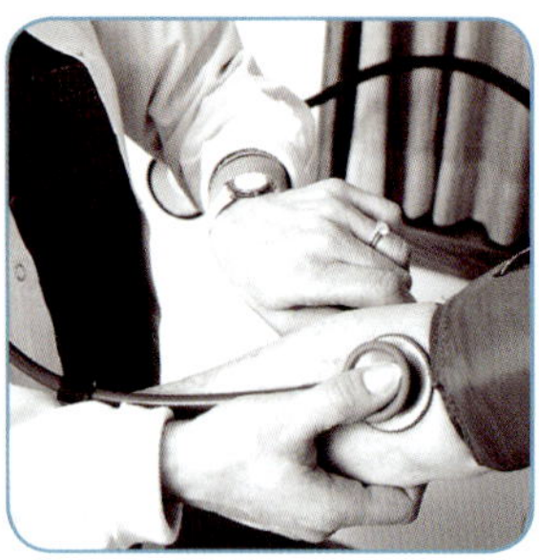

1. Bluthochdruck

Bluthochdruck ist der Schlaganfall-Risikofaktor Nr. 1. Je höher der Blutdruck, desto größer das Risiko. Erhöhter Blutdruck macht zunächst keine Beschwerden und bleibt daher oft lange Zeit unerkannt.

Die Mehrzahl aller Schlaganfall-Patienten leidet unter chronisch erhöhtem Blutdruck (Hypertonie). Bluthochdruck verursacht Schäden an den Gefäßwänden und fördert die Ausbildung der Atherosklerose.

Anhand der folgenden Tabelle können Sie vergleichen, wo Ihr Blutdruck steht:

Klassifikation	Blutdruck in mm/Hg	
	systolisch	diastolisch
Optimal	unter 120	unter 80
Normal	unter 130	unter 85
Noch normal	130-139	85-89
Hypertonie	ab 140	ab 90
Stadium 1	140-159	90-99
Stadium 2	160-179	100-109
Stadium 3	über 179	über 109

Die Einstufungsempfehlungen basieren auf aktuellen Studien und zeigen, dass ein Bluthochdruck (Hypertonie) bereits bei Messwerten ab 140/90 mm/Hg vorliegt.

Für die Verminderung des Schlaganfall-Risikos gilt, dass grundsätzlich Blutdruck-Werte im Normalbereich von unter 130/85 mm/Hg anzustreben sind. Diese Empfehlung gilt auch für ältere Menschen.

Sind neben dem Bluthochdruck zusätzliche Risikofaktoren (siehe Punkt 2 bis 8) vorhanden, ist besondere Vorsicht geboten. Insbesondere dann sollte eine optimale Einstellung des Blutdrucks angestrebt werden.
Gegenüber Blutdruckgesunden haben Patienten mit hohem Blutdruck ein vier- bis fünffach höheres Risiko, einen Schlaganfall zu erleiden.

Durch frühzeitige Erkennung und Senkung des Bluthochdrucks kann das Schlaganfall-Risiko um bis zu 40 % gesenkt werden.

2. Fettstoffwechselstörungen
Ein erhöhter Cholesterinspiegel im Blut erhöht das Risiko für Gefäßerkrankungen. Cholesterin und Triglyzeride (Neutralfette)

lagern sich besonders in bereits vorgeschädigten Arterienwänden ab und führen so zur Entwicklung der Atherosklerose.

Anzustrebender Grenzwert für das Gesamtcholesterin ist 200 mg/dl. Ob ein erhöhter Cholesterinwert gesundheitsgefährdend ist, kann man auch aus einem so genannten Fettprofil ersehen (siehe Tabelle unten). Hierbei werden neben dem Gesamtcholesterinwert auch „gutes“ HDL- und „schlechtes“ LDL-Cholesterin bestimmt sowie möglichst auch die Konzentration des so genannten Lipoprotein (s. S. 34).

Entscheidend für die Schlaganfall-Gefährdung ist jedoch, ob noch andere Risikofaktoren mitspielen. Sind zusätzliche Risikofaktoren vorhanden und/oder bereits Durchblutungsstörungen wie z.B. Schlaganfall oder Herzinfarkt aufgetreten, sollten die in der unteren Tabelle angegebenen Grenzwerte nicht überschritten werden. Bei bereits eingetretenen Durchblutungsstörungen soll der LDL-Cholesterinwert unter 100 mg/dl liegen. Dies ist oft nur durch medikamentöse Therapie möglich.

Zielbereich der Fettwerte in Abhängigkeit von zusätzlichen Risikofaktoren

Fette Angaben in (mg/dl)	keine zusätzlichen Risikofaktoren	zusätzliche Risikofaktoren	bereits vorhandene Durchblutungsstörung
Triglyzeride	unter 200	unter 200	unter 200
Gesamtcholesterin	unter 250	unter 200	unter 180
LDL-Cholesterin	unter 160	unter 130	unter 100
HDL-Cholesterin	über 40	über 40	über 40

3. Diabetes mellitus

Diabetes mellitus, oft auch als Zuckerkrankheit bezeichnet, ist heute die Volkskrankheit Nr. 1. Der Begriff bezeichnet eine Stoffwechselerkrankung, durch die die Zuckerwerte im Blut erhöht sind. So enthält das Blut eines gesunden Menschen als

Energielieferanten neben Fetten auch eine bestimmte Menge Zucker.
Die Zellen können den durch die Nahrung ins Blut gelangten Zucker erst mit Hilfe des Hormons Insulin in sich aufnehmen. Insulin wird in der Bauchspeicheldrüse gebildet. Zum Diabetes kommt es, wenn entweder nicht genügend Insulin erzeugt wird oder die Zellen zu träge auf das Insulin reagieren.

Man unterscheidet deshalb zwei Formen des Diabetes mellitus: Der relativ seltene so genannte Typ-1-Diabetes macht sich schon in der Jugend bemerkbar. Die Bauchspeicheldrüse des Typ-1-Diabetikers kann überhaupt kein oder nur sehr wenig Insulin produzieren, deshalb muss dauerhaft Insulin gespritzt werden.
Der so genannte Typ-2-Diabetes tritt oft erst im fortgeschrittenen Alter und vermehrt bei übergewichtigen Personen auf. Die Zellen reagieren hierbei unempfindlich auf das Hormon Insulin. Diese Form der Erkrankung wird auch als Zivilisationskrankheit bezeichnet, da sie durch unsere Lebens- und Ernährungsgewohnheiten sehr begünstigt wird.
Allgemein gilt, dass sich bei Diabetikern eine Atherosklerose früher und ausgeprägter als bei Stoffwechselgesunden entwickelt; daher ist bei ihnen auch das Risiko von gefäßbedingten Erkrankungen wie Hirninfarkten erhöht.
Diabetes mellitus erhöht nicht nur auf dem Umweg über andere Diabetes-Folgen wie Hypertonie und Atherosklerose das Schlaganfall-Risiko, sondern ist auch unabhängig davon ein eigenständiger Risikofaktor. Dauerhaft erhöhte Blutzuckerwerte schädigen sämtliche Gefäße und erhöhen das Risiko einer Gefäßerkrankung um das Zweifache. Betroffen sind in besonderem Maße die Organe, die durch viele feine Gefäße gut durchblutet werden, d.h. Augen, Nieren, Nerven und Füße.
Bei Zuckerkranken liegt der Blutzuckerwert in nüchternem Zustand morgens bereits über 120 mg/dl und nach dem Essen über 200 mg/dl.

Durch eine Begrenzung der täglich aufgenommenen Kohlenhydrate („Diabetes-Diät"), eine Normalisierung des Körpergewichts, ausreichende Bewegung (Anregung der Zuckeraufnahme durch die Muskelzellen) und durch den Einsatz blutzuckersenkender Medikamente wird der Zuckerspiegel im Blut normalisiert.

Therapieziele:

Zustand des Zuckerkranken	Blutzucker in mg/dl
Nüchtern-Blutzucker	unter 110
2 Stunden nach dem Essen	unter 130

4. Vorhofflimmern

Das so genannte Vorhofflimmern ist eine spezielle Form der Herzrhythmusstörung. Es äußert sich durch einen unregelmäßigen Herzschlag, der meist nicht direkt spürbar ist (Herzstolpern oder Herzklopfen).
Durch eine Störung der elektrischen Erregungsausbreitung in den Herz-Vorkammern (Vorhöfe) wird das geordnete Zusammenziehen der Muskelzellen unmöglich. Es entsteht ein ungeordnetes Zusammenziehen bzw. Flimmern der einzelnen Muskelfasern. Dies wiederum führt zu Störungen der Blutströmung in den Vorhöfen, die die Bildung von Blutgerinnseln dort fördern. Kommt es zur Ablösung und Freisetzung solcher Blutgerinnsel aus dem Herzen, können sie mit dem Blutstrom ins Gehirn gelangen und dort ein Blutgefäß verschließen (Embolie).
Die Häufigkeit des Vorhofflimmerns nimmt mit steigendem Alter zu. Im Alter von 65 bis 75 Jahren sind 3 bis 6 % der Bevölkerung betroffen. In der Altersgruppe über 75 Jahre liegt die Häufigkeit bereits bei 12 bis 16 %.

Durch die Gabe von Medikamenten, die die Blutgerinnung hemmen (Blutverdünner), kann das Schlaganfall-Risiko um bis zu 70 % reduziert werden.

5. Rauchen

Rauchen erhöht das Schlaganfall-Risiko um das Zwei- bis Vierfache. Im Zigarettenrauch lassen sich zahlreiche gesundheitsschädigende Stoffe nachweisen, die nach ihrer Aufnahme ins Blut zu Schädigungen der Gefäßwände führen. Die bekanntesten Stoffe sind Nikotin, Teer und Kohlenmonoxid. Nikotin verengt die Gefäße. Als direkte Folge erhöht sich der Blutdruck und die Elastizität der Gefäße nimmt ab. Kohlenmonoxid verdrängt den Sauerstoff in den roten Blutkörperchen von seinem

Transporteiweiß Hämoglobin. Dies hat zur Folge, dass der Sauerstoff vom Gehirn und allen anderen Organen des Körpers schlechter aufgenommen werden kann.

Bei Raucherinnen erhöht die gleichzeitige Einnahme östrogenhaltiger Verhütungsmittel („Pille") zusätzlich das Schlaganfall-Risiko.

6. Alkohol

Übersteigt der tägliche Konsum von Alkohol nicht ein bestimmtes Maß (z.B. ein Glas Wein oder Bier), so gibt es keinen Hinweis auf ein erhöhtes Schlaganfall-Risiko. Die im Rotwein enthaltenen Flavonoide sind offensichtlich sogar in der Lage, atherosklerotische Vorgänge in den Blutgefäßen aufzuhalten. Ein Glas Wein ab und zu kann auch zu einer leichten Absenkung des Cholesterinspiegels im Blut beitragen. Bei Männern steigt ab einer Alkoholmenge von 40 g pro Tag (= eine halbe Flasche Wein, ein Liter Bier oder fünf Schnäpse) das Schlaganfall-Risiko jedoch deutlich an. Bei Frauen liegt die entsprechende Grenze bei der halben Alkoholmenge, d. h. bei 20 g pro Tag.

7. Fehlernährung bei Übergewicht

Übergewicht kann das Schlaganfall-Risiko um das Zwei- bis Dreifache erhöhen. Bei jedem dritten Deutschen liegt das Körpergewicht eindeutig über dem Normalgewicht. Die Deutschen essen zu viel, zu fett, zu süß und zu salzig. Übergewicht tritt in den meisten Fällen nicht als alleiniger Risikofaktor auf, sondern ist häufig mit Diabetes mellitus, erhöhten Cholesterinwerten und/oder Bluthochdruck verbunden. Bezüglich des Schlaganfall-Risikos ist Gewichtsreduktion deshalb von grundlegender Bedeutung.

Übergewicht liegt vor, wenn der Körper-Index (Body Mass Index/BMI) über 25 liegt.

Ab einem BMI von 30 spricht man von Adipositas („Fettsucht").
Übergewicht mit einem BMI über 30 besteht bei annähernd 20 Prozent der Bevölkerung und ist damit ein häufiger Risikofaktor.
Da Übergewicht und Bewegungsmangel in einem engen Zusammenhang stehen, lässt sich das Schlaganfall-Risiko am besten durch die Kombination einer gezielten Ernährung und

Der Körper-Index wird wie folgt berechnet:

$$\frac{\text{Körpergewicht in kg}}{\text{Körpergröße in m}^2}$$

Beispiel:
$$\frac{70\,\text{kg}}{1{,}65\,\text{m} \times 1{,}65\,\text{m}} = \frac{70}{2{,}7} = 25{,}9 \text{ Körper-Index}$$

sportlicher Betätigung senken (siehe Punkt 8, Bewegungsmangel).

8. Bewegungsmangel

Ein Mangel an körperlicher Bewegung kann das Auftreten eines Schlaganfalls begünstigen. Sportliche Aktivitäten trainieren die Gefäße, halten sie elastisch und versorgen sie mit Sauerstoff. Darüber hinaus werden Blutdruck und Cholesterinwerte gesenkt, das Gewicht reduziert sowie der Zuckerstoffwechsel reguliert.

Die Sportart sollte regelmäßig (ideal: drei- bis viermal pro Woche etwa eine halbe Stunde) ausgeübt werden. Geeignete Sportarten: Wandern, Power-Walking, Joggen, Ski-Langlauf, Schwimmen, Fahrradfahren.

Grundsätzlich gilt: Die Sportart und die Intensität ihrer Ausübung müssen an das Alter und den Gesundheitszustand der/des Aktiven angepasst sein.

Derzeit werden weitere mögliche Risikofaktoren untersucht und erforscht:

- „Chlamydia pneumoniae“ und „Helicobacter pylori“: Dabei handelt es sich um zwei unterschiedliche Arten von Bakterien, die für die Entstehung von Schlaganfällen und anderen Gefäßleiden wie zum Beispiel Herzinfarkt verantwortlich sein können.

- Lipoprotein: Es handelt sich hierbei um ein Bluteiweiß, das für den Tansport von Fetten wie Cholesterin verantwortlich ist. Erhöhte Konzentrationen dieser Transporteiweiße begünstigen die Atherosklerose.

- „Homocystein“: Dieser körpereigene Eiweißbaustein schädigt die Zellen der inneren Gefäßschichten und fördert die Entstehung von Atherosklerose und die Bildung von Blutgerinnseln. Durch die Gabe von Vitamin B_{12} und Folsäure kann ein erhöhter Homocystein-Wert gesenkt werden.

- erhöhte Fibrinogenspiegel (Fibrinogen ist ein für die Blutgerinnung wichtiges Eiweiß) können die Gerinnungsneigung des Blutes erhöhen und damit einen Gefäßverschluss begünstigen.

- C-Reaktives Protein (CRP): Der CRP-Wert im Blut gibt Aufschluss über akute Entzündungsreaktionen im Körper. Die Rolle solcher und anderer Entzündungsparameter bei der Entstehung von Schlaganfällen werden von den Wissenschaftlern in jüngster Zeit verstärkt diskutiert.

Datum:	**Zielbereiche** (wenn keine weiteren Risikofaktoren vorliegen)	**Ihre persönlichen Werte**
Blutdruck: systolisch/diastolisch	unter 130/85 (mm/Hg)	
Cholesterin:	unter 250 (mg/dl)	
HDL:	über 40 (mg/dl)	
LDL:	unter 160 (mg/dl)	
Blutzucker:	nüchtern unter 110 (mg/dl)	
Gewicht:	unter 25 (BMI)	

IHR PERSÖNLICHER RISIKO-TEST

Mithilfe des Risiko-Tests der Stiftung Deutsche Schlaganfall-Hilfe können Sie Ihr ganz individuelles Risikoprofil für einen Schlaganfall und auch einen Herzinfarkt oder eine Gefäßerkrankung professionell ermitteln lassen.
Der folgende Fragebogen beruht auf medizinisch-wissenschaftlichen Grundlagen. Er wurde von der Stiftung in Zusammenarbeit mit einem Beirat aus Vertretern von verschiedenen medizinischen Fachgesellschaften (Deutsche Gesellschaft für Neurologie, Deutsche Gesellschaft für Kardiologie, Deutsche Gesellschaft für Angiologie) entwickelt.

Bei den zwölf Fragen des Tests geht es unter anderem darum, die in diesem Zusammenhang wichtigen Vorerkrankungen, bereits aufgetretene Warnzeichen und Ihren persönlichen Lebensstil zu ermitteln.
Nach dem Ausfüllen schicken Sie Ihren Fragenbogen an die Stiftung (Adresse s. S. 37).

Dort wird Ihr Fragebogen mithilfe eines speziell für diesen Zweck entwickelten Computerprogramms ausgewertet. Das Programm ermöglicht ein Höchstmaß an Individualisierung, da es Ihre Angaben über 400 Textmodulen in mehreren Millionen Kombinationsmöglichkeiten zuordnet.
Als Ergebnis der Auswertung erhalten Sie ein Antwortschreiben mit Ihrem umfassenden Risikoprofil und für Sie geeignete präventive Empfehlungen. Es enthält außerdem Angaben, die nützlich für Sie sind, wenn Sie mit dem Arzt Ihrer Wahl gemeinsam weiter an Ihrer persönlichen Risikovermeidung arbeiten.

Jetzt wird es konkret: Kopieren Sie die folgenden Seiten für sich, Ihre Angehörigen und Freunde und nutzen Sie das Angebot!

Wie Sie Ihre persönlichen Risiken erkennen können

Der Schlaganfall und der Herzinfarkt weisen die gleichen Risikofaktoren auf. Mehr als die Hälfte aller Deutschen stirbt an den Folgen einer dieser Erkrankungen.
Dieser Risiko-Test basiert auf medizinisch-wissenschaftlichen Grundlagen und ist auf Personen, die 40 Jahre oder älter sind,

zugeschnitten. Jüngere Teilnehmer können die Auswertung nutzen, um sich generell über ihr Risiko zu informieren.

So einfach geht es:

Tragen Sie bitte zunächst Ihre Adresse und Ihre persönlichen Daten ein. Kreuzen Sie dann zu jeder Frage das für Sie zutreffende Feld an. Wenn Sie eine oder mehrere Fragen nicht beantworten können, nutzen Sie bitte die Möglichkeit „weiß nicht“. Anhand Ihrer Antworten erstellen wir dann in einem speziellen Auswertungsprogramm Ihr persönliches Risikoprofil.

Die Bearbeitung Ihrer Angaben unterliegt strengen datenschutzrechtlichen Vorschriften. Dazu zählt insbesondere Ihre Unterschrift und Einwilligung zur Verarbeitung und Nutzung Ihrer Daten am Ende des Risiko-Tests. Ohne diese ist eine Erstellung des Risikoprofils nicht möglich.

Senden Sie den ausgefüllten Risiko-Test zusammen mit einer Schutzgebühr von 5,- Euro (in Briefmarken) an:
Stiftung Deutsche Schlaganfall-Hilfe,
Postfach, 33318 Gütersloh

Innerhalb von sechs Wochen erhalten Sie Ihr persönliches Risikoprofil. BUCHSDSH

Vorname ____________________

Name ____________________

Straße/Nr. ____________________

Land __________ **PLZ** __________

Ort ____________________

Telefon ____________________

E-Mail ____________________

Geb.-Datum ___ . ___ . ______

Größe ______ **cm**

Gewicht ______ **kg** ___ **männl.** ___ **weibl.**

1) Wie würden Sie Ihren Gesundheitszustand im Allgemeinen bewerten?			
■ ausgezeichnet		■ weniger gut	
■ sehr gut		■ schlecht	
■ gut			

2) Hat ein Arzt bei Ihnen die folgenden Krankheiten oder Beschwerden festgestellt?	ja	nein	weiß nicht
■ Beinvenenthrombose			
■ Zuckerkrankheit (Diabetes mellitus)			
■ Bluthochdruck			
■ erhöhte Blutfettwerte			
■ verengte Halsschlagadern			
■ verengte Herzkranzgefäße			
■ ständige Durchblutungsstörung der Beine (s. g. Schaufensterkrankheit oder Raucherbein)			
■ Verdickung der linken Herzmuskulatur (s. g. Linksherzhypertrophie)			
■ Vorhofflimmern			
■ Herzklappenfehler			
■ TIA (s. g. Schlägle)			
■ Angina pectoris (s. g. Brustenge)			
■ Schlaganfall			
■ Herzinfarkt			

3) Werden Sie derzeit behandelt mit Medikamenten	ja	nein	weiß nicht
■ gegen hohen Blutdruck?			
■ gegen erhöhte Blutfettwerte?			
■ zur Senkung des Blutzuckerspiegels (Tabletten oder Insulin)?			
■ zur Blutverdünnung / Gerinnungshemmung?			

4) Sind bei Ihren Geschwistern, Eltern oder Großeltern	ja	nein	weiß nicht
■ ein oder mehrere Schlaganfälle oder Herzinfarkte aufgetreten?			

5) Kennen Sie in etwa Ihre Blutdruckwerte?	mmHg	weiß nicht
■ oberer (systolischer) Wert:		
■ unterer (diastolischer) Wert:		

6) Kennen Sie in etwa Ihre Blutfettwerte?	mg/dl oder mmol/l	weiß nicht
■ Gesamt-Cholesterin liegt bei:		
■ »gutes« HDL-Cholesterin liegt bei:		

7) Haben Sie bei sich persönlich innerhalb der letzten 12 Monate eins oder mehrere der folgenden Warnzeichen für einen Schlaganfall wahrgenommen?	ja	nein	weiß nicht
■ vorübergehendes Lähmungs- und/oder Taubheitsgefühl auf einer Körperseite (Gesicht, Arm und/oder Bein)			
■ plötzliche, vorübergehende Sehstörungen oder Doppelbilder			
■ plötzlicher, vorübergehender Verlust der Sprechfähigkeit oder Schwierigkeiten, Gesprochenes zu verstehen			
■ erstmalig, plötzlich, ungewöhnlich und extrem auftretender Kopfschmerz			
■ plötzlich auftretender, lang anhaltender Drehschwindel und Gangunsicherheit			

8a) Haben Sie jemals Schmerzen oder Unbehagen im Brustraum verspürt?	**ja**	**nein**
(Bei »nein«: Machen Sie weiter mit Frage 9a)		
■ Treten diese Beschwerden auf, wenn Sie in Eile sind, bergauf gehen oder sich körperlich anstrengen?		
■ Treten diese Beschwerden auf, wenn Sie in normalem Tempo auf ebener Strecke gehen?		

■ Was tun Sie, wenn Sie während des Gehens Schmerzen oder Unbehagen im Brustraum bekommen?	
■ ich gehe langsamer	
■ ich bleibe stehen	
■ ich gehe in gleichem Tempo weiter *(Bei dieser Antwort: Machen Sie weiter mit Frage 8b)*	

■ Verschwinden die Beschwerden, wenn Sie langsamer gehen oder stehen bleiben?	
■ ja, nach weniger als 10 Minuten	
■ ja, nach mehr als 10 Minuten	
■ nein	

■ Wo spüren Sie diese Schmerzen oder das Unbehagen? *Zeichnen Sie bitte unbedingt in die nebenstehende Figur ein Kreuz ein, wo die Beschwerden aufgetreten sind.*

■ Strahlen die Beschwerden in den linken Arm aus?

■ ja	
■ nein	

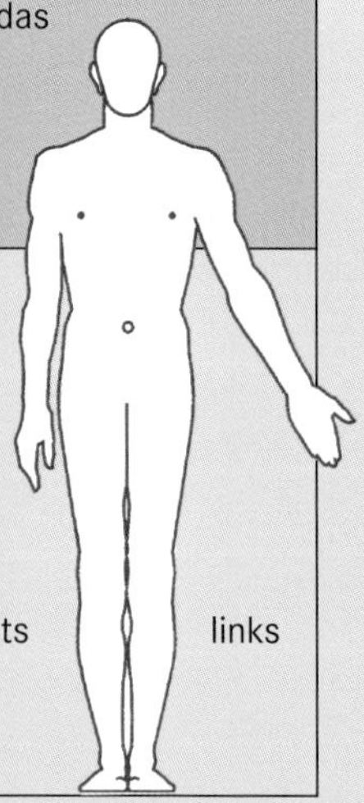

rechts links

8b) Haben Sie jemals einen sehr starken Schmerz quer durch den Brustraum gehabt, der eine halbe Stunde oder länger dauerte?	ja	nein

9a) Treten bei Ihnen Schmerzen in den Beinen auf, wenn Sie (spazieren) gehen?	ja	nein
(Bei »nein«: Machen Sie weiter mit Frage 10)		
■ Treten die Schmerzen im Stehen oder im Sitzen auf?		
■ Treten die Schmerzen in der Wade (den Waden) auf?		
■ Treten die Schmerzen auf, wenn Sie bergauf oder schnell gehen?		
■ Treten die Schmerzen auf, wenn Sie in normalem Tempo auf ebener Strecke gehen?		
■ Sind die Schmerzen jemals wieder verschwunden, während Sie weitergegangen sind?		
■ Was tun Sie, wenn Sie während des Gehens Schmerzen bekommen?		
■ ich bleibe stehen		
■ ich gehe langsamer		
■ ich gehe in gleichem Tempo weiter		
■ Was passiert, wenn Sie stehen bleiben?		
■ gewöhnlich halten die Schmerzen in den Beinen länger als 10 Minuten an		
■ gewöhnlich verschwinden die Schmerzen in den Beinen nach weniger als 10 Minuten		

9b) **Treten die Schmerzen auch nachts oder im Liegen auf?**	ja	nein
■ Verschwinden die Schmerzen, wenn Sie aufstehen oder die Beine nach unten hängen lassen (z.B. im Sitzen)?		
■ Nehmen die Schmerzen zu, wenn Sie die Beine anheben?		

9c) **Sind Ihnen Hautveränderungen am Fuß oder Bein aufgefallen?**	ja	nein
■ die Haut ist blass und kühl		
■ die Haut ist landkartenartig marmoriert		
■ die Haut ist blau-schwarz verfärbt		
■ die Haut hat offene Stellen		

10) **In welchem Maß sind Sie in Ihrer Freizeit körperlich aktiv** (z. B. Sport, Wandern, Radfahren, Gartenarbeit)**?**	
■ durchschnittlich weniger als 2 Stunden pro Woche	
■ durchschnittlich 2 Stunden oder länger pro Woche	

11) *Nur für Frauen:* **Nehmen Sie zurzeit die Antibabypille, oder haben Sie diese früher einmal genommen?**	
■ Ja, ich nehme sie zurzeit.	
■ Nein, ich habe sie noch nie genommen oder schon länger abgesetzt.	

12) **Rauchen Sie zurzeit täglich Zigaretten, oder haben Sie früher täglich Zigaretten geraucht?**	
■ Ja, ich rauche seit ☐ Jahren täglich etwa ☐ Zigaretten.	
■ Ja, ich habe früher täglich geraucht.	
■ Nein, ich habe noch nie Zigaretten geraucht.	

Erklärungen zum Datenschutz
Ihre Angaben werden zur Erstellung Ihres persönlichen Risikoprofils verarbeitet. Dies geschieht mit Hilfe eines speziellen Auswertungsprogrammes.
Allen an der Auswertung Beteiligten ist es untersagt, die personenbezogenen Daten für andere als die nachfolgend aufgeführten Zwecke zu verwenden. Nach der Risikoprofil-Erstellung werden Ihre Daten noch 10 Wochen gespeichert, um ggf. Fragen von Ihrer Seite beantworten zu können.

Ich bin mit der Verarbeitung und Nutzung meiner Daten für die Risikoprofil-Erstellung einverstanden. *(Achtung: Ohne Ihr Einverständnis und Ihre Unterschrift ist die Erstellung des Risikoprofils nicht möglich!)*

❑ Ja ❑ Nein

Wir beabsichtigen, zu wissenschaftlichen Zwecken innerhalb der nächsten 24 Monate, Nachbefragungen durchzuführen. Diese sollen zum einen Aufschluss über den Erfolg unserer Risiko-Test-Aktion geben und zum anderen als Grundlage für weitere Studien und zur Durchführung ähnlicher Aktionen dienen.

Ich bin mit der Verwendung meiner Daten zu diesem Zweck einverstanden.

❑ Ja ❑ Nein

Wir möchten Ihnen später gerne weitere Informationen zuleiten. Diese werden auch die Bitte beinhalten, die Arbeit der Stiftung Deutsche Schlaganfall-Hilfe zu unterstützen. Sie entscheiden selbst, ob Sie für die Schlaganfall-Hilfe aktiv werden möchten.

Ich bin mit der Verwendung meiner Adresse zu diesem Zweck einverstanden.

❑ Ja ❑ Nein

____

Datum, Unterschrift

4

SCHLAGANFALL VERMEIDEN:

DAS SOFORTPROGRAMM

Sie haben dieses Buch gekauft. Wahrscheinlich haben Sie bei sich oder Ihren Lieben einige Risikofaktoren festgestellt. Sie haben verstanden, dass man Gesundheit nicht einfach delegieren kann. Sie wollen für sich und Ihre Angehörigen aktiv Verantwortung übernehmen. Damit haben Sie selbst bereits die wichtigsten Voraussetzungen für den Erfolg geschaffen!

„Auch lange Wege beginnen mit dem ersten Schritt"

Jetzt sollten Sie tief Luft holen und sich nicht übernehmen. Experten raten davon ab, sich in dieser Situation zu viel vorzunehmen. Kleine Schritte sind jetzt wichtig. Und erst wenn die verinnerlicht sind, sodass Sie das Gefühl haben, ohne sie nicht mehr leben zu können, sollte es weitergehen.

Die Wissenschaft hat ihren Teil dazu beigetragen, dass eine realistische und effektive Prävention möglich ist. Moderne Studienergebnisse bestätigen, was wir seit langem ahnen: Wir können gesunde Jahre hinzugewinnen und gleichzeitig die Lebensqualität erhöhen. Wir wissen heute besser denn je, wie das funktioniert. Die gute Botschaft der Wissenschaftler: So schicksalhaft, wie der Schlaganfall auch erscheinen mag, ist er nicht! Wir können mit einem biologisch wirksamen Programm gegensteuern. Es gibt sie, die effektiven Strategien für mehr gesunde Jahre. Schlaganfälle, Herzinfarkte und andere Gefäßverschlüsse lassen sich gleichzeitig und um bis zu 70 % verhindern, denn sie alle haben im Grunde eine gemeinsame Ursache: die plötzliche Durchblutungsstörung.

„Der Mensch ist so jung wie seine Gefäße."

Heute anfangen

Das Sofortprogramm enthält fünf Punkte. Es ist realistisch und arbeitet mit kleinen Schritten, die zur Gewohnheit werden können. Sie sind die entscheidenden Hebel zu einer effektiven Vermeidung des Schlaganfalls:

1. **Morgendliche Blutdruckkontrolle**
2. **Abschied vom Rauchen**
3. **Der Arztbesuch**
4. **Intelligenter bewegen**
5. **Klüger essen**

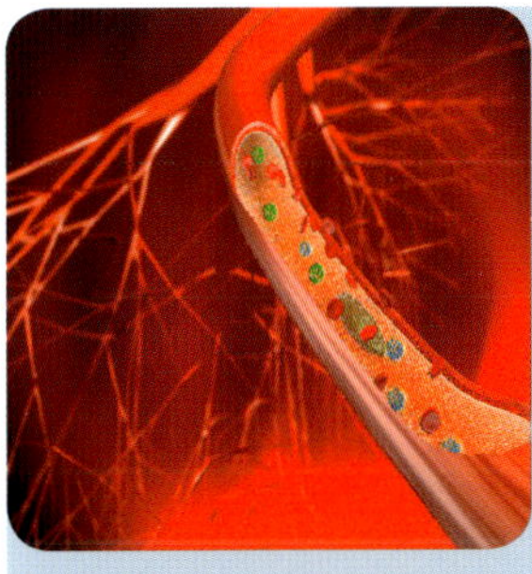

DAS NEUE ENTSTEHUNGSMODELL DER ARTERIOSKLEROSE

Es ist noch nicht so lange her, da griffen Ärzte gern zum Bild von der verkalkten Wasserleitung, wenn sie ihren Patienten die Arteriosklerose erklären wollten. Ablagerungen, so genannte Plaques, würden sich auf der Innenseite der Arterien aufbauen und sie schließlich verstopfen. Damit würde die lebensnotwendige Blutzufuhr abgeschnitten und Gewebe absterben. Das Ergebnis: Herzinfarkt oder Schlaganfall.

Das Bild der verstopften Wasserleitung mag seinen Dienst getan haben, aber es ist überholt. Heute weiß man, dass sich die Plaques nicht auf der Arterienwand absetzen, sondern in der Wandung heranwachsen. Selten werden diese Ausbuchtungen so dick, dass allein ihre Größe die Arterie verschließt. Nur etwa 15 % aller Herz-Kreislauf-Attacken gehen auf das Konto einer Stenose, wie die Verengung des Blutkanals genannt wird.

Arteriosklerose als Entzündung

Gefährlicher sind die Entzündungsvorgänge innerhalb der Plaque. Zunächst schließt noch eine faserige Kappe die Gefäßinnenwand vom Blutstrom ab. Doch die Dynamik der Entzündungsvorgänge innerhalb der Plaque kann ganz plötzlich zu einem Reißen der Kappe führen. Dann kommt es „schlagartig“ zu Blutgerinnseln, die die Arterie blockieren können. Im Herzmuskel bedeutet das Herzinfarkt, im Gehirn Schlaganfall.

Hoffnung Entzündungsmarker?

Das neue Bild der Arteriosklerose hat Konsequenzen für Diagnostik und Therapie. Einige Wissenschaftler empfehlen neuerdings zur Bestimmung des persönlichen Risikos auch die Messung von Entzündungswerten. Tatsächlich sind bei allen Patienten mit Gefäßerkrankungen erhöhte Entzündungsmarker wie das C-Reaktive Protein feststellbar. Finden sich diese Eiweißmoleküle im Blut, so deutet das auf einen Entzündungsprozess im Körper hin. Der Wert allein sagt jedoch noch nicht viel über das persönliche Risiko aus. Er muss immer im Zusammenhang mit den anderen Risikofaktoren wie Alter, Blutdruck, Rauchen, Blutfette, wie LDL („schlechtes“ Cholesterin), HDL („gutes“ Cholesterin) und Triglyzeride, Diabetes und familiäre Belastung vom Arzt für seinen Patienten individuell interpretiert werden.

Es gibt keinen schlechten Zeitpunkt anzufangen. Heute ist genau richtig. Wir wollen Sie nicht mit langen Ermahnungen langweilen, aber auch nicht mit dem falschen Versprechen, alles ginge wie von selbst. Wir werden wirkungsvolle Vorschläge machen, die den Stand der Wissenschaft berücksichtigen, aber Sie müssen sie umsetzen. Sie gewinnen an Lebensqualität. Und vermeiden so ganz nebenbei Schlaganfall und Herzinfarkt.

1. MORGENDLICHE BLUTDRUCKKONTROLLE

Kleine Investitionen am Anfang sind nicht schlecht. Dann nimmt man die Sache ernst. Suchen Sie sich eine gute Apotheke aus, die ihre Rolle in der kompetenten Beratung ernst nimmt. Wenn Sie einmal darauf achten, wird Ihnen auffallen, welche Qualitätsunterschiede zwischen Apotheken heute bestehen. Serviceorientierte Apotheken haben meist einen gesonderten Bereich für die Kundenberatung eingerichtet und bieten dort verschiedene Messungen und Aktionen an. Gehen Sie in eine solche Apotheke und lassen Sie sich verschiedene Blutdruckmessgeräte erklären. Die Geräte der neuen Generation liefern präzise Werte und eine Reihe von Zusatzfunktionen. Man kann Durchschnittswerte errechnen oder auch Herz-Rhythmus-Störungen anzeigen lassen. Es gibt Geräte, die den Blutdruck am Oberarm messen, und solche, die am Handgelenk messen. Die solidesten Messergebnisse liefert immer noch die Oberarm-Manschetten-Messung. Ganz gleich, wie Sie sich entscheiden, Ihr neues Gerät sollte in jedem Falle klinisch geprüft sein. Die Hochdruckliga hat dazu ein Gütesiegel entwickelt.
Wenn Sie unsicher sind, was für Sie richtig ist, können Sie auch Ihren Arzt um eine Empfehlung bitten.

PRÜFSIEGEL Hochdruckliga – Messgenauigkeit klinisch validiert – Deutsches Kompetenzzentrum Bluthochdruck

Nähere Informationen erhalten Sie schnell und zuverlässig über das Service-Telefon der Hochdruckliga: 0 61 21/47 48 00.

Hoher Blutdruck ist der Risikofaktor Nr. 1 für Schlaganfall

Die tägliche Blutdruckmessung ist der erste Schritt zur Vermeidung eines Schlaganfalls. Studien zeigen, dass die Selbstmessung des morgendlichen Blutdrucks zu Hause eine stärkere Aussagekraft über die schädlichen Langzeitwirkungen hat als gelegentliche Messungen zu Hause oder beim Arzt. Viele Studien haben außerdem gezeigt, dass die gelegentliche Blut-

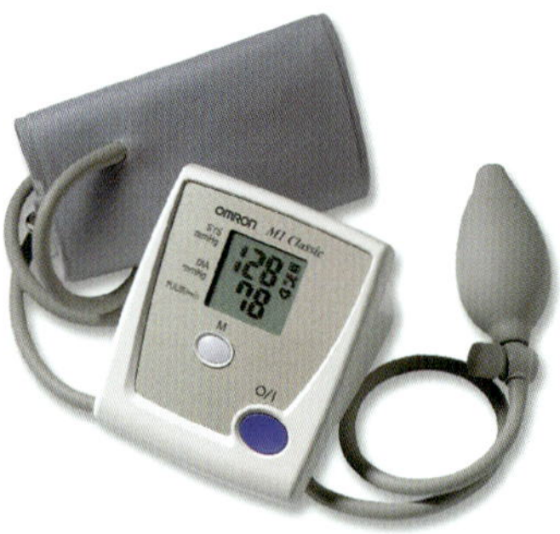

druckmessung in der ärztlichen Praxis für eine exakte Diagnose nicht ausreicht.

Selbstmessung zuverlässiger als Arztmessung

Nur wenige Patienten zeigen beim Arzt normale Blutdruckwerte. Etwa 20 % der Patienten haben beim Arzt nämlich höhere Blutdruckwerte als zu Hause. Dieses Phänomen wird auch als „Weißkittel-Hypertonie" bezeichnet. Die Ausnahmesituation beim Arzt beeinflusst die Messung, so oder so, denn auch das Gegenteil gibt es. Das kann zu einer gefährlichen Fehleinschätzung seitens des Arztes führen. Nur die regelmäßige Messung zu Hause zeigt den realistischen Blutdruck im Alltag. Sie gibt Ihnen und dem Arzt mehr Sicherheit, denn die Blutdruckwerte sind die Grundlage jeder Diagnose und Therapie.

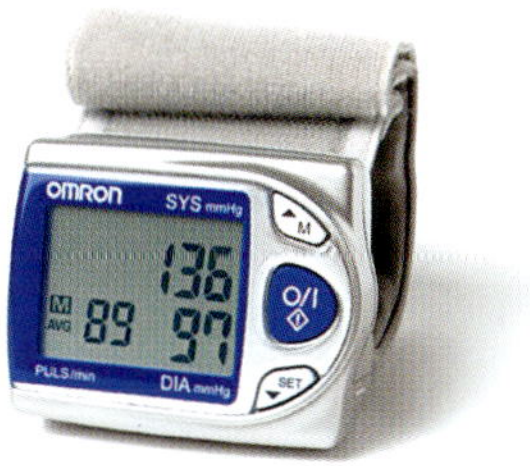

Die tägliche Blutdruckkontrolle ist kinderleicht.

Gefährlicher Morgenhochdruck

Der Blutdruck ändert sich im Laufe des Tages. Das ist vielen Menschen bekannt. Doch dass er beim Erwachen am Morgen besonders hoch ist, wissen die wenigsten. Dieses Phänomen nennt man Morgenhochdruck. Studien haben gezeigt, dass ein Zusammenhang besteht zwischen dem starken Blutdruckanstieg am Morgen und dem Auftreten von Schlaganfällen und Herzinfarkten, die sich in der Frühe mit einem Gipfel gegen 9.00 Uhr häufen. Selbst Wissenschaftler kennen dieses Phänomen erst seit ein paar Jahren. Grund genug, den Morgenblutdruck jeden Tag zu kontrollieren.

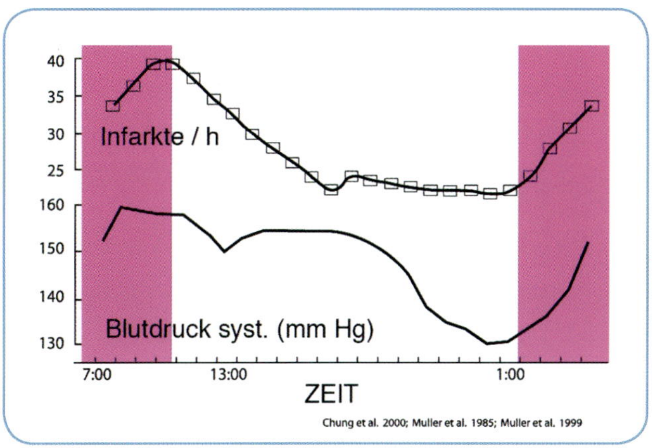

Infarkthäufigkeit am Morgen

SYSTOLISCHER BLUTDRUCKWERT

Der systolische Wert bezeichnet den Druck, mit dem das Herz das Blut in den Körper pumpt. Er ist der höhere der beiden Blutdruckwerte.

DIASTOLISCHER BLUTDRUCKWERT

Der diastolische Blutdruckwert steht für den Druck, mit dem das Blut in das Herz zurückfließt. Er ist der niedrigere der beiden Werte.

Routine am Morgen

Deponieren Sie Ihr Blutdruckmessgerät und einen Blutdruckpass mit Stift (gibt es kostenlos in der Apotheke oder bei der Hochdruckliga) auf Ihrem Nachttisch. Setzen Sie sich nach dem Aufwachen im Bett auf und machen Sie es sich bequem. Nach drei bis fünf entspannten Minuten legen Sie die Manschette je nach Fabrikat am Arm oder Handgelenk auf der nackten Haut an. Gerade bei der Handgelenksmessung ist es wichtig, dass Sie auf die richtige Position des Messgerätes achten. Es muss immer in Herzhöhe liegen. Halten Sie den Arm ruhig. Automatische Geräte pumpen den Druck auf, lassen ihn langsam wieder ab und zeigen die Werte an. Wiederholen Sie die Messung. Tragen Sie Ihren Morgenwert in den Pass ein.

Kleine Änderung, große Wirkung

Allein diese kleine Gewohnheit, die nur wenige Minuten am Tag kostet, wird die Einstellung zu Ihrem Körper nachhaltig beeinflussen. Sie werden Veränderungen wahrnehmen, die Ihnen vorher entgangen sind. Sie bekommen ein Gespür für Ihre eigene sehr individuelle Blutdruckreaktion, für Blutdruckschwankungen und die Wirkung von Medikamenten. Sie haben eine direkte Rückmeldung über Veränderungen, die Sie früher gar nicht wahrgenommen haben. Vor allem haben Sie eine Erfolgskontrolle, ob der neue Lebensstil und/oder die Tabletten Wirkung zeigen. Und Ihr Arzt wird Ihnen für die genauen Werte dankbar sein und Sie in Zukunft besser beraten können.

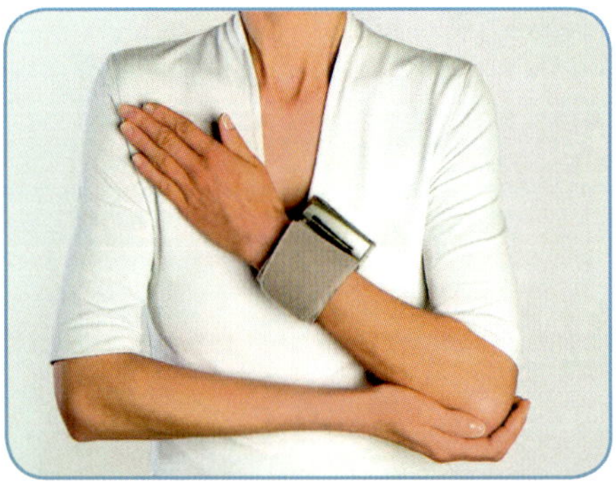

Für eine korrekte Messung muss das Gerät in Herzhöhe liegen.

Runter mit den Werten

Hoher Blutdruck muss behandelt werden. Greifen die Korrekturen am Lebensstil nicht, verschreibt der Arzt Medikamente, die den Blutdruck senken, so genannte Antihypertensiva. Dazu gehören zum Beispiel Beta-Blocker, Diuretika, Kalzium-Antagonisten und ACE-Hemmer. Sie senken über verschiedene Wirkmechanismen den Blutdruck. Das Problem vieler Präparate liegt darin begründet, dass sie zwar für den größten Teil des Tages und der Nacht Schutz bieten, aber der Wirkstoffmechanismus läuft gerade dann aus, wenn die Behandlung des Patienten am dringendsten wäre: kurz nach dem Aufwachen. Deshalb ist die Selbstkontrolle für Patienten, die schon Medikamente nehmen, besonders wichtig.

DAS SAGT DER EXPERTE

„Die konsequente Behandlung eines erhöhten Blutdrucks ist die wirksamste Vorbeugung gegen einen Schlaganfall. Bereits nach einem Jahr Behandlung lässt sich das Schlaganfall-Risiko um 40 % senken."

Prof. Dr. med Peter Berlit, Alfred-Krupp-Krankenhaus Essen

2. ABSCHIED VOM RAUCHEN

Rauchen ist das Gefäßgift Nummer 1 und stellt das größte einzelne *vermeidbare* Gesundheitsrisiko für die meisten schweren Krankheiten dar. In Deutschland sterben mehr Menschen an den Folgen des Rauchens als durch Verkehrsunfälle, Alkohol, illegale Drogen, Morde, Selbstmorde und AIDS. Es sind zwischen 100 000 und 140 000 Todesopfer pro Jahr. Die Zahl der vorzeitig Invaliden durch Rauchen wird auf 100 000 Personen jährlich geschätzt. Rauchen schädigt nahezu jedes Organ des menschlichen Organismus. Schon mit einer Zigarette treten ganz erhebliche Kreislaufveränderungen ein. Der Blutdruck und die Herzfrequenz steigen. Außerdem fördert das Rauchen die arteriosklerotischen Veränderungen an den Gefäßinnenwänden. Rauchen erhöht das Schlaganfallrisiko auf mehr als das Doppelte!

Wie Zigaretten süchtig machen

Zigaretten machen süchtig und krank. Nicht nur durch das Nikotin. 40 000 Substanzen werden freigesetzt, wenn eine Zigarette abbrennt. Bislang wurden die Schädigungen vornehmlich dem Nikotin angelastet. Mittlerweile geht man von viel mehr Giften aus. Die meisten von ihnen sind noch nicht ausreichend untersucht. Darüber hinaus tun die Zigarettenhersteller alles, um die Abhängigkeit der Verbraucher von der Zigarette zu verstärken. Dazu wird kräftig mit weiteren Zusatz- und Aromastoffen manipuliert. So ermöglicht der Zusatzstoff Menthol vor allem Einsteigern – und das sind meist Kinder – ein schmerzfreies tiefes Inhalieren. Ein pH-Wert des Zigarettenrauches im basischen Bereich wird als besonders angenehm empfunden. Auch das lässt sich einstellen. So wird der Suchtcharakter der

IMMER MEHR JUNGE FRAUEN GEFÄHRDET!

Fatalerweise ist gerade bei jungen Frauen die Lungenkrebsrate und auch das Schlaganfallrisiko angestiegen. Besonders gefährdet sind Frauen, die rauchen und gleichzeitig die Pille nehmen. Dennoch wollen junge Frauen häufig nicht mit dem Rauchen aufhören, weil sie befürchten, dann an Gewicht zuzulegen.

Zigarette immer weiter erhöht – und ein Abschied vom Rauchen immer schwerer.

Die letzte Zigarette

„Mit dem Rauchen aufhören ist einfach. Das habe ich schon oft gemacht." Spricht man Raucher auf eine Nikotinentwöhnung an, dann muss man mit zynischen Bemerkungen rechnen. Tatsächlich ist gerade für starke langjährige Raucher ein Abschied von der Zigarette sehr schwer. Viele möchten aufhören und schaffen es einfach nicht. Sie brauchen professionelle Hilfe. Den größten Erfolg verspricht ein kombiniertes Programm aus Nikotinpflastern, einer individuellen Beratung und einem Verhaltenstraining in den für Raucher typischen Situationen. Solche Raucherentwöhnungsprogramme werden zum Beispiel in Volkshochschulen und Gesundheitseinrichtungen angeboten. Die erfolgreichste Methode ist die Schlusspunkt-Methode. Der Raucher fasst den Entschluss, mit dem Rauchen aufzuhören, und stellt es abrupt und vollständig ein. Menschen mit einer Nikotinabhängigkeit brauchen oft zusätzlich ein Medikament als Überbrückungshilfe.

Nikotinpflaster, Kaugummi und Nasenspray

Ein Nikotinpräparat ist jedoch nur ein Hilfsmittel. Es gibt kein Produkt, dessen Wirkung allein das Rauchen verleidet. Unter den Nikotinprodukten sind Pflaster am besten geeignet, einen gleichmäßigen Wirkstoffspiegel zu erzielen.

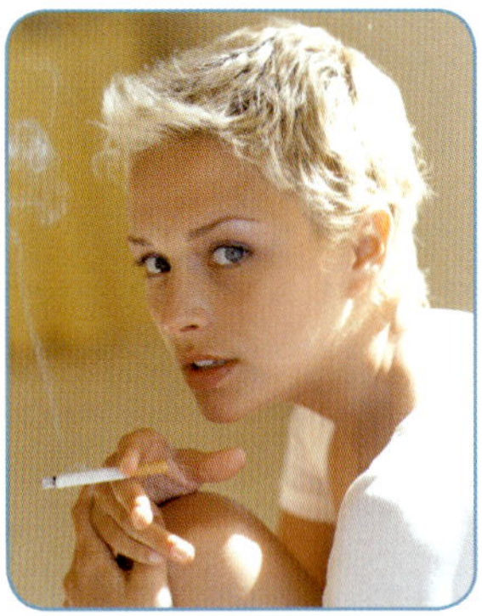

Auch für junge Frauen steigt das Schlaganfallrisiko, wenn sie rauchen und die Pille nehmen.

Das Aufhören lohnt

Zum Schluss die gute Nachricht: Das Aufhören wird schnell belohnt. Das Schlaganfall-Risiko von Ex-Rauchern ist schon nach einem Jahr um die Hälfte reduziert. Bereits nach fünf Jahren ist es auf dem Niveau eines Nichtrauchers. Das ist die Mühe wert!

3. DER ARZTBESUCH

Möglicherweise hat Ihr Arzt Sie schon auf Ihre Risikofaktoren und Ihren Lebensstil angesprochen. Vielleicht haben Sie sich deshalb dazu entschlossen, aktiv zu werden und dieses Buch zu lesen. Dann gehören Sie wahrscheinlich zu der Mehrheit der

Deutschen, die mit ihrem Arzt zufrieden sind. In diesem Fall sollten Sie ihn auch nicht wechseln. Für eine optimale Begleitung Ihrer Aktivitäten ist es weniger von Bedeutung, ob Ihr Arzt des Vertrauens ein Allgemeinmediziner, ein Internist oder möglicherweise auch ein Neurologe ist. Wichtig ist nur, dass Sie sich gut bei ihm aufgehoben fühlen.

Suchen Sie sich einen ärztlichen Begleiter!
Sorgen Sie dafür, dass Ihr Arzt über Ihre Bemühungen und Aktivitäten genau informiert ist. Alle allgemeinen Tipps stoßen schnell an ihre Grenzen, wenn es um Ihre individuelle Situation geht. Stellen Sie also sicher, dass nicht nur Sie, sondern auch Ihr Arzt mögliche Veränderungen beobachtet und – wenn nötig – eventuell korrigierend eingreift. Bereiten Sie dazu Ihren nächsten Arztbesuch gut vor. Nehmen Sie Ihren ausgefüllten Risiko-Test von S. 38 ff. mit und notieren Sie sich auf einem Zettel alle Fragen, die Sie haben. Im konkreten Gespräch vergisst man leicht etwas und ärgert sich nachher. Mit diesen beiden Unterlagen sind Sie auf das Gespräch gut vorbereitet. Informieren Sie Ihren Arzt gleich zu Beginn des Gesprächs über Ihre Absicht, einem Schlaganfall und anderen Herz-Kreislauf-Risiken ab sofort aktiv vorzubeugen. Bitten Sie ihn um seine Unterstützung.

SCHLAGANFALL DURCH DROGEN

Wenn junge Menschen einen Schlaganfall erleiden, sind häufig die neuen Designer-Drogen wie Ecstasy oder auch Heroin im Spiel. Für Kokain ist bekannt, dass es das Schlaganfall-Risiko um das 50-fache erhöht!

Wichtige Werte

Sprechen Sie dann anhand seiner ärztlichen Untersuchungsergebnisse und Ihres persönlichen Risiko-Check-Fragebogens über das konkrete weitere Vorgehen. Dazu gehört auch eine differenzierte Blutuntersuchung, die mehr als Standardwerte abfagt. Wichtig sind z. B. das Cholesterin, die Triglyzeride, der Blutzucker, das Homocystein, das C-Reaktive Protein, das Blutzucker-Tagesprofil und eventuell auch ein Zuckerbelastungstest. Gefahr erkannt, Gefahr gebannt: Fast alles ist behandelbar.

Für den Einstieg in mehr Bewegung bitten Sie Ihren Arzt um eine Empfehlung, wie die Anfangsbelastung aussehen sollte. Lassen Sie Ihre optimale Trainingsherzfrequenz bestimmen. Treffen Sie konkrete Absprachen über feste Beratungstermine in regelmäßigen Abständen. Scheuen Sie sich nicht, zum Schluss

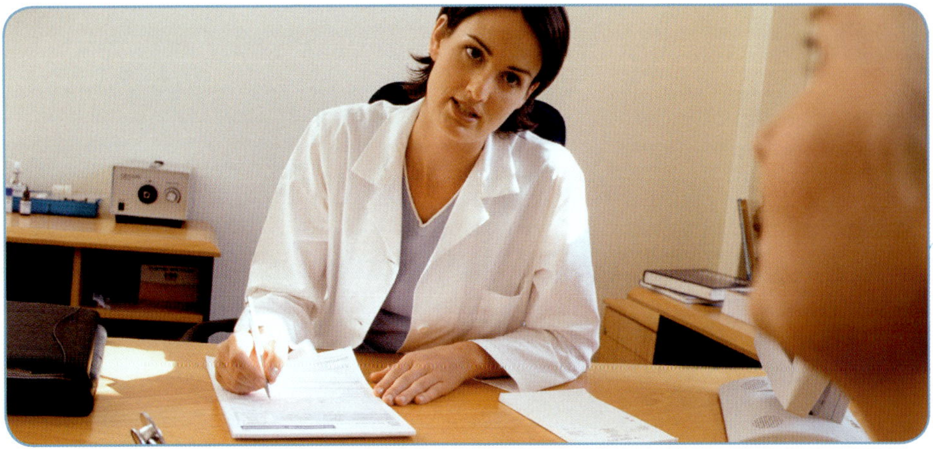

Suchen Sie sich einen Arzt Ihres Vertrauens.

des Gesprächs noch einmal zusammenzufassen, was Sie verstanden haben, damit es keine Missverständnisse gibt.

Patienten, die mitentscheiden, werden schneller gesund!
Eine gelungene Kommunikation zwischen Arzt und Patient ist nicht nur für das Vertrauensverhältnis wichtig. Sie entscheidet auch über den Erfolg oder den Misserfolg der Behandlung. Studien aus Skandinavien belegen, dass Patienten, die am Entscheidungsprozess beteiligt sind, die besseren Heilungschancen haben. Wird der Patient im Gespräch über Möglichkeiten und Grenzen der Behandlung informiert, ist er eher bereit, eigenverantwortlich an seiner Genesung mitzuwirken, als wenn er das Gefühl hat, die Ärzte wüssten sowieso alles besser.

4. INTELLIGENTER BEWEGEN

Müssen Sie auf der Treppe schon mal eine kleine Pause einlegen? Kommen Sie aus der Puste, wenn es am Bahnhof mal etwas schneller gehen muss? Fällt Ihnen das Koffertragen schwerer als früher? Haben Sie in den letzten Jahren stetig zugenommen?
Keine Angst, wir wollen Ihnen keine Diät verkaufen. Ganz im Gegenteil. Diäten haben nämlich ein Problem: Keine hilft wirklich. Selbst in professionellen Abnehmkursen erreichen nur maximal 15 % der Teilnehmer das selbst gesteckte Ziel auf Dauer. Warum das so ist, glaubt man heute zu wissen: Der Mensch hat sich genetisch über Jahrtausende auf ein begrenz-

MEIN ARZT HAT KEINE ZEIT FÜR MICH ...

Lange Wartezeiten, unbefriedigende Gespräche mit einem Arzt, der einen nicht zu Wort kommen lässt, Störungen während der Behandlung durch Telefonate oder die Sprechstundenhilfe. Kennen Sie das?

Wenn nicht, haben Sie Glück gehabt, denn Untersuchungen belegen, dass Patienten nicht ausreichend zu Wort kommen:

- Ärzte unterbrechen Patienten bereits nach sieben Sekunden.
- Von der zur Verfügung stehenden Gesprächszeit reden Ärzte 80 %.
- Patienten haben häufig das Gefühl, nicht ernst genommen zu werden.
- Ärzte glauben: Patienten hören nicht auf zu reden, wenn sie einmal angefangen haben zu berichten. Lässt man Patienten erzählen, hören sie aber im Schnitt nach 4,5 Minuten von selbst auf zu sprechen.

Nun sind Ärzte keine schlechten Menschen, die andere nicht ausreden lassen wollen. Vielmehr ist es so, dass der Praxisalltag eine gute Gesprächsführung nicht fördert. Viele Ärzte sind überlastet und zunehmend mit Bürokratie beschäftigt. Ein Vergleich zwischen deutschen Ärzten und ihren amerikanischen Kollegen zeigt, dass deutsche Ärzte erheblich mehr arbeiten. 70 bis 80 Stunden pro Woche sind keine Seltenheit. Deutsche Ärzte sind häufig mit ihrem Berufsalltag unzufrieden, sehen aber keinen Ausweg. Der Kostendruck im Gesundheitswesen hat die Situation nochmals verschärft.

Doch trotz aller Schwierigkeiten gibt es genügend Ärzte, die versuchen, auch mit einem geringen Zeitkonto Gespräche in der Praxis zu führen, die den Patienten aktiv mit einbeziehen. Solch einem Arzt sollten Sie Ihr Vertrauen schenken und mit ihm eine dauerhafte „Arbeitsgemeinschaft“ bilden.
Und vergessen Sie ein für alle Mal den Satz: „Sie sind doch der Arzt.“

WORAN ERKENNT MAN EINEN GUTEN ARZT?

- Seine Praxis ist perfekt organisiert. Das verkürzt die Wartezeiten bis auf ein Minimum.
- Das Personal ist freundlich und zugewandt.
- In der begrenzten Zeit, die er für Sie hat, ist er ganz für Sie da. Er nimmt Blickkontakt auf und interessiert sich nicht nur für Krankheitssymptome, sondern auch für Ihre Lebensumstände. Er hört Ihnen zu.
- Er überlässt die Diagnose nicht nur Maschinen und Laborwerten. Untersuchungen finden auch mit den Händen statt.
- Er weiß nicht alles besser und spricht auch über die Grenzen seiner Kenntnisse und seine Zweifel.
- Schlechte Nachrichten weiß er so zu vermitteln, dass Sie nicht verzweifelt sind und sich allein fühlen.
- Er zögert nicht, Sie an einen anderen Facharzt zu überweisen, wenn seine eigenen Möglichkeiten nicht ausreichen.
- Er bespricht mit Ihnen nicht nur die Krankheit, sondern erarbeitet mit Ihnen gemeinsam die für Sie individuell passenden Vorbeugemaßnahmen.
- Er empfiehlt unbefangen hilfreiche Bücher, Internetadressen und Selbsthilfegruppen.
- Er entwickelt eine Perspektive mit Ihnen, die Hoffnung gibt.
- Kurzum, Sie fühlen sich gut aufgehoben.

tes Nahrungsangebot bei viel körperlicher Aktivität eingestellt. Unsere Vorfahren mussten vor allem laufen, bevor es etwas zu essen gab. Nun will niemand die Supermärkte mit ihren großen Parkplätzen für die bequeme Anreise im Auto abschaffen. Aber ein ganz klein wenig sollten wir dem Gedächtnis unseres Körpers entgegenkommen. Er wird es dankbar annehmen!
Unser Vorschlag sieht so aus. Bevor Sie über Ihre Ernährung nachdenken, fangen Sie an, sich mehr zu bewegen. Bewegung ist die wahre Wurzel jeder Veränderung.

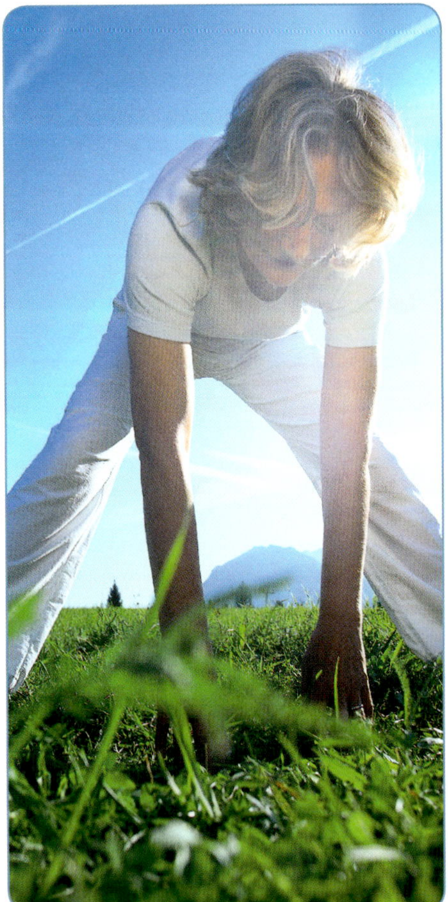

Fangen Sie einfach an, sich zu bewegen.

Die Dosis macht's

Wer kennt sie nicht, die freudlosen Gestalten, die mit angestrengtem Gesichtsausdruck durch den Park joggen, die verschwitzten Körper im Fitnessstudio, drei Stunden Aerobic ohne Pause, eine Stunde lang an den Kraftgeräten und dann auf den Stepper mit der höchsten Schwierigkeitsstufe. In den 90er Jahren war der Ehrgeiz im Freizeitsport hoch. *„Höher, schneller, weiter"*, das war die Maxime, nach der viele, unterstützt von ehrgeizigen Trainern, sich körperlich abarbeiteten. Ambitionierte Hobbyathleten übertrugen die Ideale der Leistungsgesellschaft eins zu eins auf ihre Freizeit. Doch der Körper der Fitnessjünger reagierte auf seine Weise. Viele der ehrgeizigen Sportler stellten trotz intensiven Trainings und gesunder Lebensweise einen Abfall ihrer Leistungsfähigkeit fest. Einige wurden sogar ernsthaft krank. Wissenschaftler diagnostizierten das „Übertrainingssyndrom".
Studien konnten in den letzten Jahren eindrucksvoll belegen, dass ein Zuviel und Zuplötzlich an Bewegung gesundheitliche Risiken birgt. Die letzen Jahre haben eine Trendwende gebracht. Man muss zwar immer noch seinen inneren Schweinehund überwinden, um regelmäßig zu trainieren. Aber man weiß heute, dass eine gemäßigte Anstrengung wirkungsvoller ist als ein ständiges Hochleistungstraining, das nur darauf aus ist, körperliche Grenzen zu überschreiten.

Einfach anfangen

Auch wenn Sie sich schon sehr lange kaum noch bewegen, übergewichtig sind und vielleicht auch schon die eine oder andere körperliche Einschränkung haben: Der Einstieg in mehr Bewegung ist immer möglich und bringt schnell Erfolgserlebnisse – weniger in der Optik als im Gefühlserleben.

Fangen Sie langsam an und konzentrieren Sie sich auf die Signale Ihres Körpers. Die einfachste und natürlichste Art der Bewegung ist das Gehen: Man setzt einfach einen Fuß vor den anderen. Daraus entwickelt sich wie von selbst das beste Ausdauertraining, das es gibt. Möglicherweise möchten Sie jetzt das Buch verärgert beiseite legen, weil Sie sich unterfordert fühlen. Doch ist dieser Einstieg nicht so banal, wie er sich anhört. Ziehen Sie gute Laufschuhe und bequeme Sachen an und gehen Sie los. Machen Sie kleine Schritte, versuchen Sie, Ihr Gehen so zu beschleunigen, dass Sie sich noch unterhalten können. *„Man muss noch sprechen können, aber nicht mehr singen“,* sagen die Experten. Marschieren Sie kräftig, aber achten Sie darauf, dass Sie nicht außer Atem geraten oder sich erschöpft fühlen. Ist das der Fall, haben Sie sich zu viel zugemutet. Für den Anfang reicht eine Zeit von 20 Minuten aus. Sie werden sich schon nach dieser kleinen Übung besser fühlen und können stolz sein, den Anfang geschafft zu haben.

Das nächste Ziel sollte sein, mindestens dreimal die Woche 20 Minuten zügig zu gehen – nicht zu laufen. Erst wenn Sie das Gefühl haben, diese Bewegung ist Teil Ihres Alltags geworden, sollten Sie über Steigerungen nachdenken. Der häufigste Fehler von Anfängern liegt darin, dass sie – beflügelt von den ersten Erfolgen – zu schnell zu viel erreichen wollen.

BEWEGUNG FÜR COUCHPOTATOES

Unglaublich, aber wahr. Der Start in eine bewegte Zukunft kann auch auf dem Sofa beginnen, und zwar mit folgenden Übungen:

- Einen Fuß leicht anheben und aus dem Sprunggelenk heraus kreisen; zehnmal mit jedem Fuß. Die Übung mit jedem Fuß mehrmals wiederholen.
- Aufrecht hinsetzen und abwechselnd das linke und das rechte Bein anheben. Nach fünfmaliger Wiederholung eine Pause einlegen.
- Beide Unterschenkel anheben und kurz in der Waagerechten halten. Fünfmal wiederholen.

Sie werden sehen, bald bekommen Sie auch Lust auf mehr.

Kleine Anfänge nicht unterschätzen

Untersuchungen haben gezeigt, dass der belebende Effekt von Bewegung umso rascher wirksam wird, je weniger Kondition jemand hat. Auch eine kurze Strecke und kleine Schritte bringen nach einigen Minuten das wunderbare Hochgefühl, den so

„Der Verbrauch von 300 Kalorien pro Tag durch körperliche Aktivität senkt das Risiko für die Entstehung von Blutgefäßverschlüssen um 50 %."

Prof. Dr. Klaus-Michael Braumann, Leiter des Instituts für Sport- und Bewegungsmedizin, Universität Hamburg

genannten „Flow", wie es der Psychologe Mihaly Csikszentmihalyi genannt hat. Wichtig ist das Gespür dafür, dass Sie an Ihre persönliche Grenze kommen, aber nicht darüber hinaus! Der Pulsschlag, der beim Training niemals überschritten werden sollte, berechnet sich so: 220 minus Lebensalter = Maximaler Pulsschlag. Beispiel: Maximum: 220 – 45 = 175.

Zum optimalen Pulsschlag für Ihr individuelles Ausdauertraining kommen Sie durch folgende einfache Rechnung: Sie ziehen von dem vorher errechneten maximalen Pulsschlag den individuellen Ruhepuls ab. Der Ruhepuls kann ermittelt werden, wenn Sie wirklich Ruhe haben und weder geraucht noch Kaffee getrunken haben. Zählen Sie einfach die Anzahl der Herzschläge pro Minute, am besten an der Halsschlagader.

Also: Optimaler Pulsschlag = Maximaler Pulschlag minus Ruhepuls. Beispiel: 175 – 70 = 105. Wenn Sie mit diesen Berechnungen nicht klarkommen, fragen Sie Ihren Arzt!

Eine Pulsuhr, die es in jedem Sportgeschäft gibt, hilft Ihnen, Ihren Puls während der Bewegung zu überwachen.

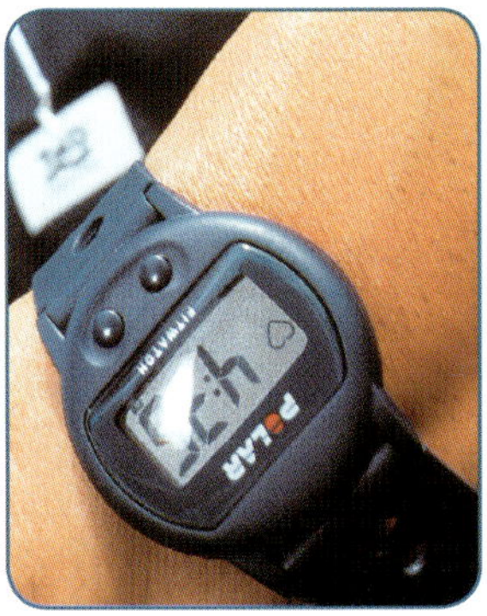

Mit einer Pulsuhr können Sie Ihre Herzfrequenz beim Training überwachen. So bleiben Sie garantiert im optimalen Trainingsbereich.

Sanft zur Bestform

Es ist wichtig zu wissen, dass man in Wahrheit nicht viel tun muss, um in den Genuss all der positiven Effekte von Bewegung zu kommen. Entscheidend ist die Regelmäßigkeit einer kleinen Anstrengung. Dabei ist die Dauer der Bewegung wichtiger als die Strecke und das Tempo. Sie müssen keine Höchstleistungen vollbringen! Belasten Sie sich nur so weit, wie es Ihnen gut tut. Beginnen Sie mit Auflockerungsübungen zum Aufwärmen.

So wird das Herz-Kreislauf-System angeregt und auf die eigentliche Belastung vorbereitet. Dreimal 20 Minuten die Woche genügen für den Anfang.

Geheimnisse von Menschen, die es geschafft haben

1. Nicht alleine trainieren

Suchen Sie sich Mitstreiter, die mit Ihnen gemeinsam ins bewegte Leben starten. Gemeinsame Aktivitäten sind für viele

Menschen motivierender, als wenn sie etwas alleine unternehmen. Verabredungen mit anderen sagt man nicht so schnell ab.

2. Im Rhythmus der Musik
Hören Sie beim Laufen Ihre Lieblingsmusik. Das hebt zusätzlich die Stimmung und lässt die Zeit wie im Fluge vergehen. Es gibt spezielle Walking-Musik im Dreivierteltakt. Das unterstützt ein rhythmisches Gehen und Atmen: drei Schritte einatmen, drei Schritte ausatmen …

3. Eigene Rituale schaffen
Bewegen Sie sich immer zur selben Tageszeit und belohnen Sie sich anschließend mit einer Kleinigkeit, zum Beispiel morgens mit einem gemütlichen Frühstück oder abends mit einem entspannenden Bad.

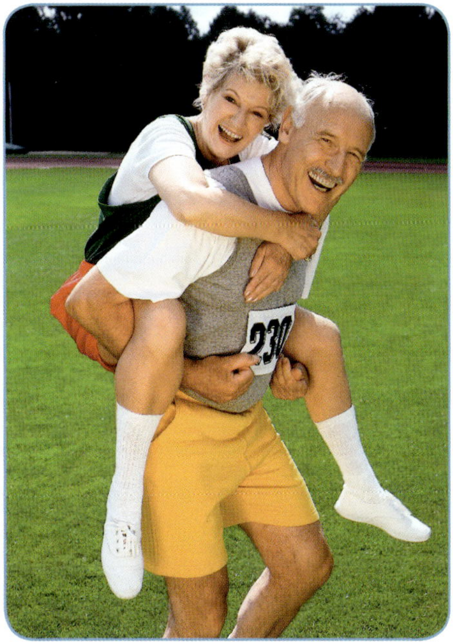

Zu zweit macht die Bewegung mehr Spaß.

5. KLÜGER ESSEN

„Jedes Mal, wenn Sie sich an den Tisch setzen, um etwas zu essen, fällen Sie eine Entscheidung, bei der es um Leben und Tod geht.“ Mit diesem Satz beginnt das 2004 erschienene Buch *„Superfood“* der amerikanischen Autoren Steven Pratt und Kathy Matthews.
Was bewirkt dieser Satz bei Ihnen? Welches Gefühl hinterlässt er? Auf jeden Fall verliert jeder aufgeschlossene Leser durch diesen Auftakt der Lektüre den Rest seiner Unbefangenheit gegenüber dem Essen. Ängstliche Gemüter dürften mehr als besorgt reagieren und sich verstärkt fragen: Was mache ich falsch? Hier sollten uns die Fakten, die die Ernährungswissenschaftler zusammengetragen haben, helfen. Doch können sie das wirklich? Und sind wir überhaupt in der Lage, das alles umzusetzen?

Ernährungsaufklärung in der Krise
Wer ehrlich Rechenschaft ablegt über die Ergebnisse der jahrzehntelangen Bemühungen um eine gesunde Ernährung, muss zugeben, dass die Bilanz niederschmetternd ist. Alle Aktionen, Kampagnen, Kochsendungen, immer neue Diäten und Aufklä-

rungsversuche haben die Probleme nicht gelöst. Manche Experten gehen sogar so weit und behaupten, die ständig neuen und sich häufig widersprechenden Belehrungen selbst seien das Problem. Dafür spricht einiges, denn noch nie war Ernährung ein so dominierendes gesellschaftliches Thema wie heute. Trotzdem haben mehr Menschen denn je ein schlechtes Gewissen beim Essen, fühlen sich zu dick oder leiden an ernährungsbedingten Krankheiten.

Nachdenkliches und Fundiertes

Angesichts dieser Fragen würde man am liebsten auf alle weiteren Ausführungen zum Thema Ernährung verzichten. Auch die Experten der DGE (Deutsche Gesellschaft für Ernährung) rudern zurück: *„Die meisten Aussagen* (der Ernährungswissenschaften) *können lediglich als vorwissenschaftliche Erkenntnisse angesehen werden."* Dazu meinte der Lebensmittelchemiker und Provokateur der deutschen Szene Udo Pollmer in einem Interview im Spiegel 2005: *„Willkommen im Mittelalter. Bei uns fliegen die Hexen noch auf Besenstielen durch die Institute."*

Nach all den Jahren, in denen dem Verbraucher im Brustton der Überzeugung gesagt worden ist, wie es geht, nun die absolute Kehrtwendung in die Verweigerung? Doch eine Haltung, die sich jeglicher Empfehlung enthält, nach dem Motto *„Vertrauen Sie Ihrem gesunden Menschenverstand und essen Sie, was Ihnen schmeckt"* halten wir für genauso problematisch wie exakte Richtlinien, die für alle Menschen gleich gesund sein sollen.

Risiken vermeiden: Was hat Bestand?

Wir wollen angesichts des allgemeinen Dilemmas nicht kneifen und haben uns daher entschlossen, einen etwas anderen Blick auf das geheimnisvolle Phänomen unserer Esskultur zu werfen. Dazu gehört, sich zunächst einmal über die eigene Situation klar zu werden. Auch die schärfsten Kritiker des allgemeinen Medienrummels um das „richtige" Essen bestreiten nicht, dass zwischen Essen und Gesundheit ein Zusammenhang besteht. Außerdem gibt es durchaus einige Informationen, die trotz der allgemeinen Verunsicherung Bestand haben und konkret helfen können, unnötige Risiken zu vermeiden.

Ein Blick zurück – mit Steinzeitgenen in einer High-Tech-Welt

So viel steht fest: Unsere Vorfahren, die Jäger und Sammler der Steinzeit, sind weniger am Schlaganfall gestorben als an Verletzungen und Unfällen. Selbst wenn sie alt wurden – was selten der Fall war -, litten sie nicht an chronischen Krankheiten. Steinzeitmenschen bewegten sich viel. Sie ernährten sich von einheimischen Kräutern und Früchten und von Wildfleisch. Unsere genetische Ausstattung spiegelt noch immer die Lebensbedingungen unserer Vorfahren, denn Gene verändern sich nur sehr, sehr langsam. Wir leben heute – salopp ausgedrückt – mit Steinzeitgenen in einer High-Tech-Welt. Lässt das den verführerischen Rückschluss zu, dass wir Europäer nur wieder so leben müssen wie unsere Vorfahren, damit alle Zivilisationsleiden und auch Schlaganfälle wieder zu seltenen Ereignissen werden? Doch was heißt das? Mit Angeboten wie „Die Steinzeit-Küche" oder „Das Höhlenmenschen-Menü" ist es sicher nicht getan.

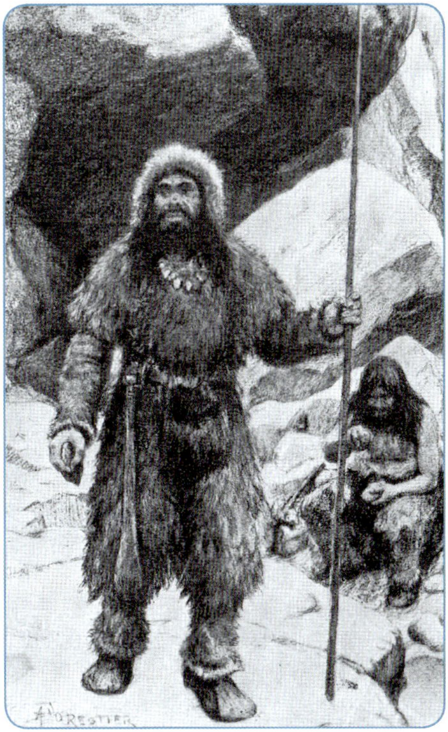

Unsere Vorfahren aus der Steinzeit waren Jäger und Sammler. Sie waren ständig in Bewegung und ernährten sich von einheimischen Kräutern und Wild.

Der genetische Bumerang

Unsere Vorfahren vor 10 000 Jahren mussten im Mangel überleben – nicht im Überfluss. Um die tägliche Nahrung sicherzustellen, liefen sie täglich viele Kilometer und nahmen einige Anstrengungen auf sich. Manchmal gab es gar nichts zu essen und manchmal, wenn ein Tier erlegt war, viel zu viel. Der Körper des frühen *Homo sapiens* war genau darauf eingestellt: Er hatte immer Appetit und in Zeiten des Überflusses wurden Fett- und Kohlenhydratreserven angelegt.

Diese damals sinnvolle Anpassung des Körpers ist für uns heute fatal, ein *„genetischer Bumerang"*, wie es manche Experten nennen. Immer noch den alten Mustern folgend, werden heute oft zu viel Fettpolster angelegt, und manche Menschen können angesichts des Überflusses an Nahrungsmitteln nur schwer Nein sagen. Die Folgen dieser Fehlreaktionen des Körpers sind unübersehbar. Seit den Zeiten des Wirtschaftswunders – das ist gerade mal 50 Jahre her – haben sich unsere

MULTITALENTE: BIOAKTIVE PFLANZENSTOFFE

- verringern die Bildung von Blutgerinnseln
- regulieren Blutdruck und Blutzucker
- steuern die Immunabwehr
- wirken antibakteriell
- neutralisieren freie Radikale

Damit spielen sie auch beim Schutz gegen Risiken des Herz-Kreislauf-Systems eine wichtige Rolle.

Ess- und Lebensgewohnheiten in dramatischer Weise verändert.

Wir bewegen uns immer weniger. Die meisten unserer Nahrungsmittel sind industriell hoch verarbeitete Produkte mit einer Vielzahl neuer synthetischer Inhaltsstoffe. Kein Wunder, dass der Körper nicht nachkommt und heftig reagiert. Möglicherweise kann sich der Mensch auch an Fast Food gewöhnen. Nur wird er dazu ein paar tausend Jahre brauchen.

Bisher vernachlässigt: die ganz persönlichen Voraussetzungen

Jeder von uns hat eine ganz eigene Essensbiographie von kulinarischen Kindheitserfahrungen und regionaler Herkunft. Dazu kommt eine individuelle genetische Ausstattung, welche die Ernährungsgewohnheiten unserer Vorfahren spiegelt. All das wirkt lebenslänglich auf unsere Vorlieben und unser Verhalten ein. Das eröffnet der Genforschung ein neues Aufgabenfeld. Anstatt allgemeiner Ernährungsregeln wird es immer mehr individualisierte Empfehlungen geben.

Die Ernährungsberater der Zukunft nennen sich „Nutrigenomiker“. Sie werden aufgrund des Gen- und Blutprofils sowie anderer persönlicher Lebensumstände Diätpläne erstellen. Eine maßgeschneiderte Ernährung soll besser vor Krankheiten schützen als allgemeine Ernährungsratschläge. Man weiß inzwischen, wie individuell die Reaktion auf Kochsalz oder Koffein ist. Für den einen sind diese Stoffe riskant, für den nächsten problemlos, für andere wiederum förderlich. Eine Ernährungsweise, die für alle Menschen gleich gesund ist, gibt es nicht. Aber es gibt durchaus seriöse Empfehlungen, die es wert sind, ernst genommen und wenn möglich in den individuellen Alltag integriert zu werden.

Ab und zu mal ein paar Gänseblümchen im Salat erfreuen das Auge und bieten wertvolle bioaktive Substanzen.

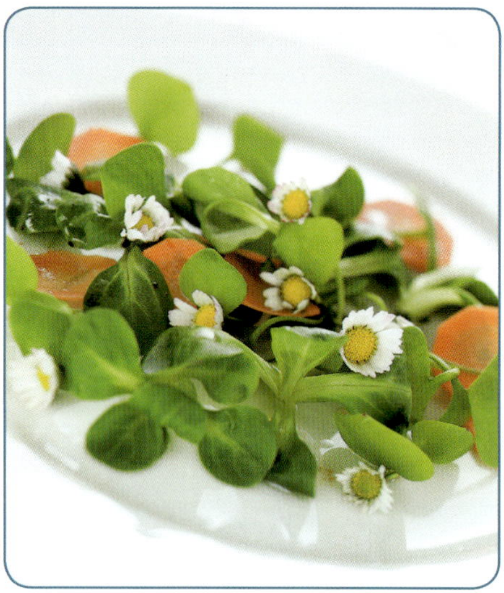

Hoffnung Wildnis

Der Blick zurück in unsere Evolutionsgeschichte legt nahe, wenigstens etwas „Wildnis“ in unseren modernen Alltag hinüberzuretten. Dabei geht es nicht um einen kompletten Austausch der Ernährung, sondern um ein wenig mehr Wildpflanzen und Wildfleisch auf dem Teller. Das können ein paar Blätter Löwenzahn sein, ein Gänseblümchen im Salat oder Giersch im Spinat. Das garantiert nicht nur Vitamine und Mineralstoffe, sondern die ganze Palette der bioaktiven Inhaltsstoffe, die unsere Gene auch garantiert „wiedererkennen".

Bitte bitter!

Wildpflanzen sind meist kleiner und intensiver im Geschmack als ihre kultivierte Verwandtschaft. Der kräftige Geschmack und die sprichwörtliche Vitalität der Unkräuter sind vielleicht ein direkter Hinweis auf ihr großes gesundheitliches Potenzial. Wir haben uns in den letzen Jahrzehnten an den milden Geschmack der Kulturformen, an Geschmacksverstärker und Kunstaromen gewöhnt. Kräftige Aromen und vor allem Bitterstoffe und Gerbstoffe sind uns nicht mehr vertraut. Vielen Sorten, zum Beispiel dem Chicorée, sind die bitteren Anteile durch moderne Züchtungsmethoden regelrecht ausgetrieben worden.

Dabei sind bittere Pflanzeninhaltsstoffe Medizin pur und besonders wertvoll auch in der Vorbeugung von Schlaganfall. Bitterstoffe sind außerdem in der Lage, die Oxidation des LDL-Cholesterins zu verringern. Damit vermindern sie die Gefahr der Thrombusbildung, die Bildung arteriosklerotischer Ablagerungen und Schäden an den Arterien.

In Indien und China sind die Bitterstoffe in jeder Mahlzeit zu finden. Und auch bei uns scheinen sie langsam wieder beliebter zu werden. Man denke nur an die Renaissance der Rauke – früher bei uns weit verbreitet, in den letzten Jahren von Italien als Rucola zu uns zurückgekommen.

BITTERSTOFFE IN DER KÜCHE

Salat	Rauke/Rucola, Radicchio, Endivien, Chicorée, Löwenzahn
Gemüse	Artischocken, Blumenkohl
Obst	Grapefruits, Zitronen
Getreide	Hirse und Amarant
Gewürze	Kardamom, Ingwer, Pfeffer, Thymian
Küchenkräuter	Sauerampfer, Liebstöckel, Lorbeerblätter, Majoran, Rosmarin, Estragon
Heilkräuter	Salbei, Beifuß, Benediktenkraut, Bitterklee, Galgantwurzel, Gelber Enzian, Hopfenzapfen, Mariendistel, Tausendgüldenkraut, Schafgarbe, Wermut

In der Volksmedizin haben die bitteren Substanzen von jeher den besten Ruf. Man denke nur an den Magenbitter. Nicht umsonst heißt es auch bei Arzneimitteln: *„Was nicht bitter schmeckt, hilft auch nicht."*

Hoffnung Mittelmeerdiät

Auch die berühmte „Mittelmeerdiät" ist eine pflanzenbetonte Kost. Sie gilt als gute Vorbeugung gegen alle Herz-Kreislauf-Erkrankungen und wirksam als Schlaganfallprophylaxe.

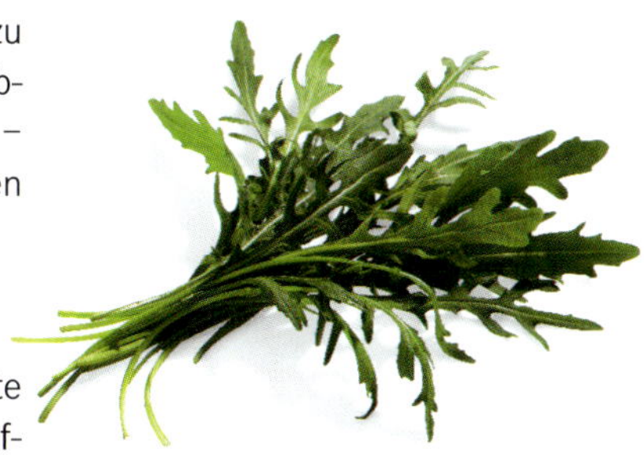

Wieder im Trend: Rucola

Die Vorgeschichte

Ausgelöst wurde die fulminante Karriere der so genannten „Mittelmeerdiät“ durch eine Studie, die 1948 im Auftrag der griechischen Regierung von der bekannten Rockefeller-Stiftung durchgeführt wurde. Als Grundlage für spätere Entwicklungshilfemaßnahmen für die Insel Kreta sollte die wirtschaftliche und soziale Situation der Inselbevölkerung erfasst werden. Neben vielen Daten und Fakten brachte die Studie vor allem ein überraschendes Ergebnis: Die Menschen auf Kreta hatten eine überdurchschnittlich hohe Lebenserwartung und litten nur äußerst selten unter Erkrankungen der Herzkranzgefäße. Damit war das Interesse an dem Geheimnis der gesunden Kreter geweckt, vergleichbar mit dem heutigen Interesse an Japan, dem Land mit der höchsten Lebenserwartung der Welt.

Kreta: die Insel der Langlebigen

Studie auf Studie folgte. Sie alle fokussierten die Ernährungsgewohnheiten der Menschen, musste man doch davon ausgehen, dass in erster Linie die Ernährung zu dem gesunden langen Leben auf Kreta führt. Noch in den 50er und 60er Jahren ernährten sich die Kreter in erster Linie von Getreide, meist in Form von Brot, außerdem von Gemüse, Obst, Kartoffeln und Nüssen. Das Fleisch von Schafen, Ziegen und Hühnern gehörte nicht zum täglichen Essen. Wohl aber Fisch bei den Küstenbewohnern. Als Fett verwendeten die Inselbewohner nahezu ausschließlich Olivenöl. Sie deckten fast 40 % ihres Kalorienbedarfs allein mit Olivenöl, nur 12 % mit Eiweißprodukten und den Rest mit Kohlenhydraten aus Getreide, Gemüse und Früchten.

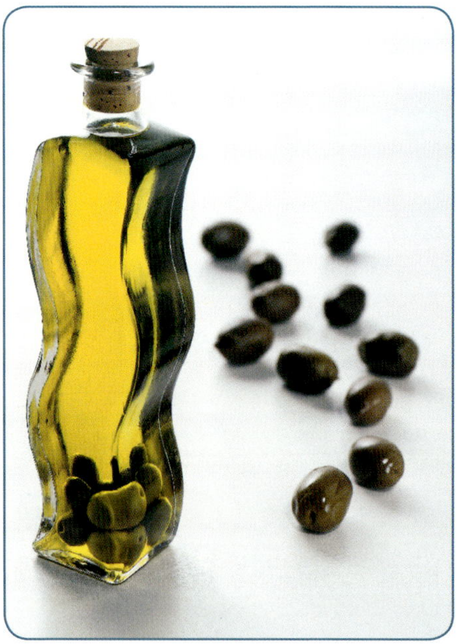

Olivenöl ist auf Kreta die Basis der einheimischen Küche.

Zu früh gefreut?

Die Ergebnisse dieser Studien aus den 50er und 60er Jahren sind seriös, und es gibt keinen Grund, sie in Zweifel zu ziehen. Das Problem liegt an einer anderen Stelle: Es wurde festgestellt, dass die Bewohner Kretas eine hohe Lebenserwartung haben. Und es wurde festgestellt, was sie essen. Aus diesen beiden voneinander unabhängigen Beobachtungen folgerte man: *„Die Bewohner Kretas haben dank ihrer besonderen Ernährung eine hohe Lebenserwartung."* Doch das ist ein unzulässiger Schluss und nur ein Teil der Wahrheit, denn Gesundheit und ein langes Leben ergeben sich aus dem Zusammenspiel der gesamten Lebensumstände.

Nachkriegsalltag auf Kreta

Vor 20 Jahren herrschten in den untersuchten Ländern noch traditionelle Lebensformen vor. Die meisten Männer auf Kreta arbeiteten im Zeitraum der Studien körperlich hart als Bauern, Hirten oder Fischer. Sie liefen täglich viele Kilometer zu Fuß. Auch die Frauen verrichteten anstrengende Tätigkeiten auf dem Feld, im Garten und im Haushalt. Viele dieser Tätigkeiten fanden im Freien statt. Die Frauen kochten täglich mit den Früchten des eigenen Anbaus: einfache Gerichte, immer mit viel Olivenöl zubereitet. Als „Dessert" gab es Joghurt mit Honig oder Früchten. Oft bestand das Essen auch „nur" aus selbst gebackenem Brot, das in Olivenöl getunkt wurde. Eine Flasche einfacher Landwein stand meistens dabei, wurde aber nach dem Essen wieder weggeräumt.

Die Mittelmeerdiät konnte in allen Studien wahrscheinlich nur deshalb so gut abschneiden, weil die gesamten Lebensumstände der Menschen im Mittelmeerraum zum Zeitpunkt der Studien gesundheitsförderlich waren. Einzelne Lebensmittel, wie das Olivenöl, für ein „herzgesundes" Leben verantwortlich zu machen greift sicher zu kurz. Richtig interpretiert liefern uns die Studien aus dem Mittelmeerraum jedoch eine Menge Anregungen für einen risikoarmen Lebensstil, bei dem viele Faktoren zusammenkommen müssen. Von den griechischen Inselbewohnern können wir lernen, dass dazu sicher auch die tägliche Bewegung an der frischen Luft gehört – ohne die harte körperliche Arbeit der Kreter wären die Ergebnisse der Nachkriegsstudien bestimmt anders ausgefallen.

Hoffnung: DASH-Diät

Auch die so genannte DASH-Diät (**D**ietary **A**pproaches to **S**top **H**ypertension) wird immer wieder genannt, wenn es um Schlaganfall-Risikopatienten geht. Sie vertritt die Botschaft: Man braucht nicht immer und unbedingt Medikamente, um einen erhöhten Blutdruck kontrollieren zu können. Eine vernünftige Ernährung kann denselben Effekt haben. Die DASH-Diät empfiehlt vor allem Obst und Gemüse, Vollkornprodukte, fettarme Milchprodukte, fettarmes Fleisch wie Geflügel, Fisch und Nüsse. Je mehr Obst und Gemüse über den Tag verteilt gegessen werden, umso besser. Die pflanzlichen Produkte sind reich an Kalium und Magnesium und können somit als Gegenspieler zum Natrium wirken. Brot und Brötchen sollten aus Vollkorn bestehen, denn sie enthalten Ballaststoffe, die auch als blutdrucksenkend gelten. Zum DASH-Ernährungsplan gehören außerdem drei Portionen möglichst fettarmer Milchprodukte täglich. Als günstig gelten auch mageres Rindfleisch und fettarmer Fisch. Bei Heißhunger auf Süßes werden kakaohaltige Schokolade und süße Früchte empfohlen. Für die DASH-Diät sind gute Erfolge belegt.

Folsäure

Wer sich so ernährt, nimmt auch viel Folsäure auf. Folsäure ist für den Menschen ein wichtiges Vitamin, das mit dem Schutz von Herz und Gefäßen in Zusammenhang gebracht wird. Der Grund: Folsäure baut die Aminosäure Homocystein ab, die ein Risikofaktor für Herz-Kreislauf-Erkrankungen, speziell für den Schlaganfall, darstellt. Die DGE empfiehlt eine tägliche Folsäure-Aufnahme von 400 Mikrogramm. Diese Menge wird in der Bundesrepublik durch die Ernährung normalerweise nicht erreicht.

Da Folsäure sehr hitzeempfindlich ist, stellen Blattsalate sehr gute Folsäure-Quellen dar, genauso wie Beerenfrüchte, Kirschen, Trauben, Orangen und Avocados. Folsäure ist auf Vitamin B_{12} angewiesen. Ohne ausreichende Vitamin-B_{12}-Verfügbarkeit ist die Verwendung von Folsäure gestört. Von Vitamin B_{12} sollten drei Mikrogramm am Tag aufgenommen werden. Vitamin-B_{12} findet sich in magerem Fleisch, Milchprodukten, Eiern und – wer mag – in Leber.

Omega-3-Fettsäuren

Aussagekräftige Studien belegen, dass Omega-3-Fettsäuren die Risiken von plötzlichem Herztod und Schlaganfall vermindern. Sie senken den Blutdruck und vermindern Entzündungs- und Immunreaktionen. Das ist nicht nur für Rheumatiker wichtig; auch bei Arteriosklerose und Gefäßerkrankungen spielen Entzündungen eine Rolle. Omega-3-Fettsäuren verbessern außerdem die Fließeigenschaften des Blutes.

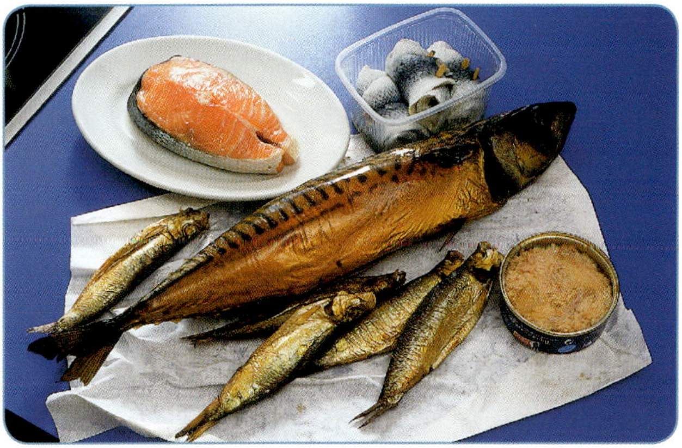

Fische, die in kälteren Gewässern leben, enthalten besonders viel an gesunden Omega-3-Fettsäuren.

Omega-3-Fettsäuren kommen in fetten Kaltwasserfischen vor: Hering, Makrele, Lachs. Außerdem in Lein- und Rapsöl, Walnüssen und im Fleisch von Wild. Verwenden Sie täglich eines der genannten Öle und essen Sie ein paar Nüsse. Die fetten Fische sollten möglichst zweimal pro Woche auf dem Speiseplan stehen.

Lebensmittel für den Alltag

Es gibt neben den genannten noch weitere Lebensmittel, welche die Gefäße und das Gehirn in besonderer Weise schützen und so einen Schlaganfall vermeiden helfen. Frisches Obst und Gemüse der Saison und aus der Region enthalten die meisten Wirkstoffe. Die allseits bekannte Empfehlung zu einem höheren Verzehr von Obst, Gemüse und Ballaststoffen braucht nicht revidiert zu werden. Die folgende Liste nennt Beispiele, die über eine solide Absicherung ihrer Effekte in den Ernährungswissenschaften verfügen. Die Aufzählung versteht sich als reine Anregung für den Einkauf. Sie erhebt keinen Anspruch auf Vollzähligkeit. Vielleicht sind einige Produkte dabei, die Ihnen besonders gut schmecken. Es hat sich bewährt, solche Lebensmittel beim Einkauf zu berücksichtigen. Sind die Lebensmittel auch als Bio-Produkte im Angebot, dann sollten Sie diese bevorzugen.

Artischocke

Artischocken regen die Fettverdauung an. Sie stärken die Leber, senken den Cholesterinspiegel und beeinflussen den

Blutzuckerspiegel positiv. Artischocken aus der Dose sind lange nicht so lecker wie frische. Kaufen Sie frische Artischocken in der Saison von August bis Oktober. Die Zubereitung ist ganz einfach. Tipp: Junge Artischocken im Ganzen in Olivenöl braten. Mit Knoblauch würzen und zu Spaghetti servieren.

Erbsen und andere Hülsenfrüchte

Hülsenfrüchte enthalten fettarmes Eiweiß, Ballaststoffe, B-Vitamine und Folsäure; Erbsen, Kichererbsen und Bohnen senken auch getrocknet den Cholesterinspiegel. Hülsenfrüchte sind vielseitig verwendbar, preiswert und eine gute Basis für schmackhafte Eintöpfe und Dips.

Hafer

Die cholesterinsenkende Wirkung von Hafer ist vielfach belegt. Dafür verantwortlich ist das Betaglucan, ein löslicher Ballaststoff. Er kann auch den Blutzuckerspiegel bei Diabetes senken. Hafer enthält reichlich Mineral- und Ballaststoffe. Haferflocken gehören auf jeden Fall ins morgendliche Müsli.

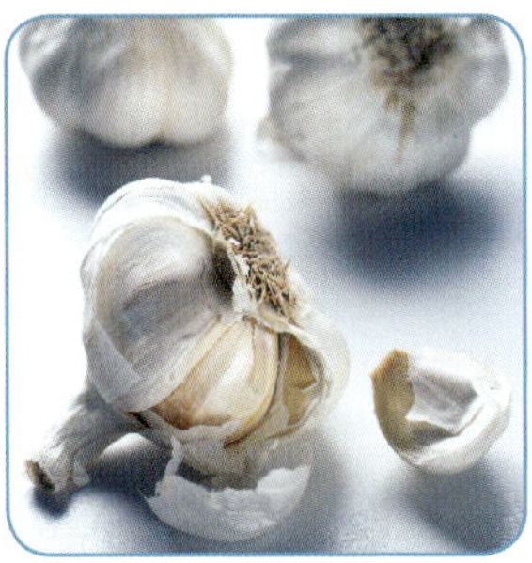

Knoblauch

Knoblauch wird schon lange nachgesagt, dass er den Cholesterinspiegel senkt, die Fließeigenschaften des Blutes verbessert und damit der Entstehung von Blutgerinnseln vorbeugt. Damit eignet sich Knoblauch in ganz besonderer Weise zur Vorbeugung von Arteriosklerose und Schlaganfall. Endgültige Beweise stehen noch aus, aber wer Knoblauch – und seinen Geruch – mag, sollte keine Gelegenheit vergehen lassen, frischen Knoblauch zu verzehren.

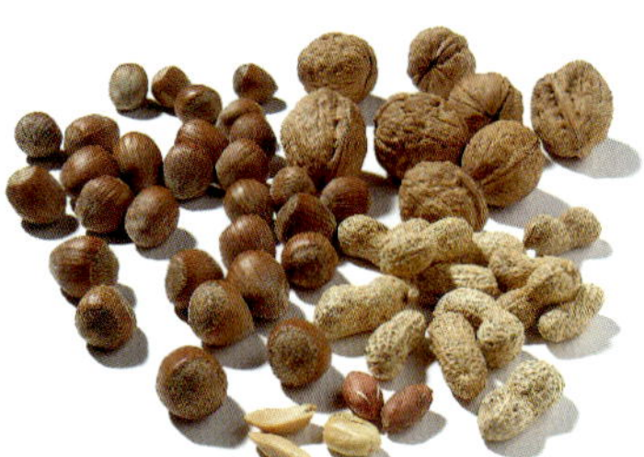

Nüsse

Viele Menschen meiden Nüsse, weil sie Angst um ihr Gewicht haben. Nüsse haben tatsächlich viele Kalorien, aber auch einige Vorteile, die Sie sich nicht entgehen lassen sollten. Besonders Mandeln und Walnüsse enthalten Omega-3-Fettsäuren, Polyphenole und reichlich Vitamin E. Sie sind damit gut für Gehirn und Herz. Essen Sie nicht mehr als eine Hand voll täglich. Das reicht für die Schutzwirkung!

Besonders Walnüsse senken Ihre Blutfette. Täglich einige frische Walnüsse zum Knabbern oder das aromatische Walnussöl am Salat können überhöhte Triglycerid- und LDL-Cholesterinwerte senken und damit der Arteriosklerose vorbeugen. Vier bis maximal acht Walnüsse (ca. 20 g) reichen am Tag.

Obst, besonders Beeren (am liebsten Wildbeeren wie Blaubeeren)

Blaubeeren schützen durch Vitamin C und Polyphenole die Gefäße. Wichtig ist der blaue Farbstoff, der in Zuchtblaubeeren kaum noch enthalten ist. Bevorzugen Sie daher die kleineren und aromatischeren Wildbeeren.

Orangen

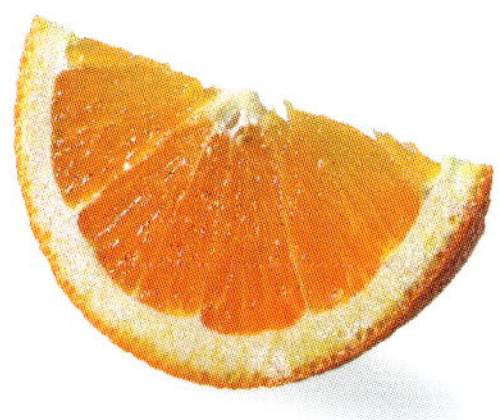

Orangen enthalten Vitamin C, Kalium und sekundäre Pflanzenstoffe. Folsäure reduziert das gefäßschädigende Homocystein. Auch die weißen Teile der Orange sind gesund! Die Schicht unter der Schale enthält reichlich Bitterstoffe und Pektin, eine Faser, der eine cholesterinsenkende Wirkung nachgesagt wird.

Schokolade

Schokolade mit einem hohen Kakaoanteil (mind. 70 %) verbessert die Funktion der Blutgefäße. Forscher der University of California fanden im Kakao das Flavonoid Epicatechin, das gefäßerweiternd wirkt. Es gilt als wahrscheinlich, dass erhöhte Epicatechinwerte den Blutfluss in den Arterien verbessern. Besonders gute Schokolade gibt es aus fairem Handel. Eine gute Möglichkeit, gesunden Genuss mit der Unterstützung von Dritte-Welt-Projekten zu verknüpfen!

Tomaten

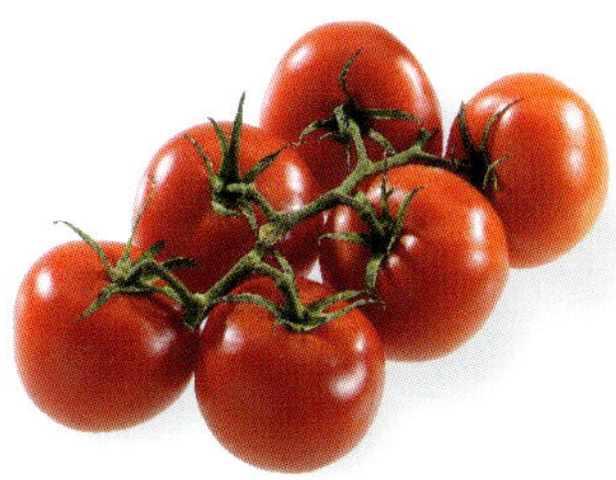

Die meisten Inhaltsstoffe bieten sonnengereifte Tomaten, die nicht aus dem Treibhaus kommen. Das gilt nicht nur für die frischen Früchte, sondern in besonderer Weise auch für gekochte Tomatensoßen und Suppen. Die Tomate ist wie erfunden für die Menschen unserer Zeit. Tomaten bestehen fast nur aus Wasser und sind extrem kalorienarm. Umso reicher sind sie an den hochwirksamen Mikronährstoffen: Vitamine, Mineralstoffe und bioaktive Substanzen. Tomaten enthalten Vitamin C und Folsäure. Folsäure hilft bei der Zellneubildung und bei der Zellreparatur. Doch richtig interessant werden die Tomaten erst durch ihre Carotinoide. Das sind die Pigmente, die für die rote Farbe verantwortlich sind. Gut untersucht sind bisher das Beta-Carotin und das Lycopin, denen vielfältige Schutzwirkungen zugesprochen werden. In der Tomate kommt alles zusammen: Herz-Kreislauf-Schutz pur. Tipp: Die besten Stoffe liegen unter der Schale. Deshalb die Schale immer mit verzehren.

Wildfleisch

Wildfleisch ist besonders reich an Mineralstoffen und Omega-3-Fettsäuren. Es wird umweltfreundlich erzeugt. Wildtiere kennen keine quälenden Transporte und sie stammen immer aus „artgerechter" Haltung. Menschen essen seit vielen tausend Jahren Wildfleisch. Es ist unserem Körper vertraut, sozusagen „altbewährt". Die im Wald vorkommenden Gräser und Blätter, die den Wildtieren als Nahrung dienen, enthalten Omega-3-Fettsäuren. Deshalb ist Wild reicher an den begehrten Fettsäuren als Fleisch aus der Viehzucht. Je mehr Getreide das Viehfutter enthält, desto ärmer ist es an Omega-3-Fettsäuren.

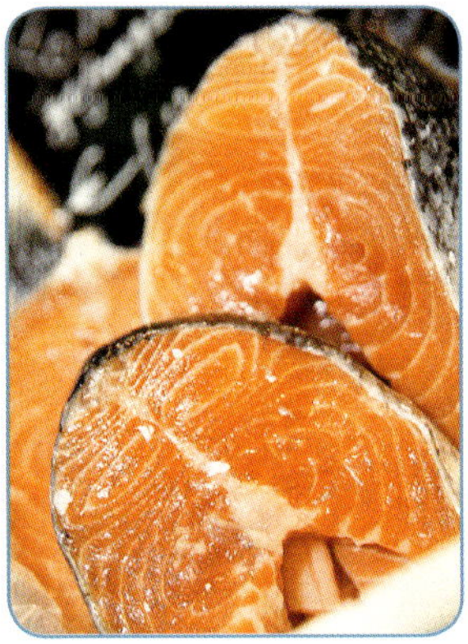

Wildlachs

Der Wildlachs ist als Kaltwasserfisch reich an Omega-3-Fettsäuren, wichtigen B-Vitaminen und Mineralstoffen. Omega-3-Fettsäuren reduzieren das Arteriosklerose- und Schlaganfallrisiko. Sie schützen das Gehirn und beugen vermutlich Depressionen vor.

Zum guten Schluss

Jetzt ist doch eine ganze Sammlung von Infos und Tipps zur Vorbeugung von Herz-Kreislauf-Risiken zusammengekommen. Bedienen Sie sich nach Ihren Vorlieben. Doch achten Sie auf die Qualität Ihrer Lebensmittel und das richtige Maß! Nehmen Sie Ihre persönlichen Geschmackspräferenzen und Vorlieben ernst. Sie führen Sie auf den richtigen Weg.

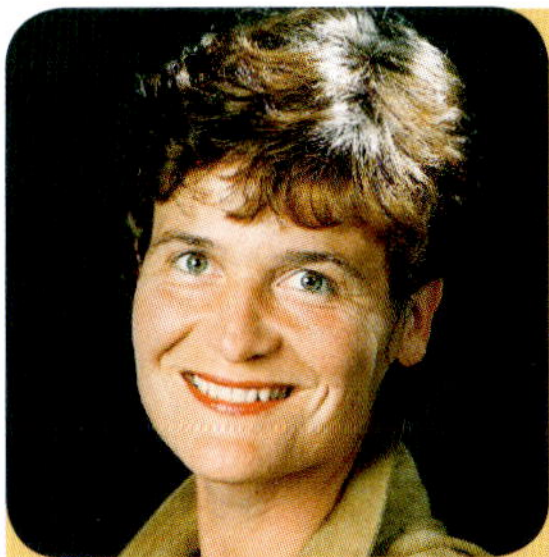

WAS SAGT DIE ERNÄHRUNGS-WISSENSCHAFTLERIN DAZU?

Frau Gonder, Sie sind von den gängigen Diätempfehlungen nicht überzeugt?

Meist wird geraten, wenig Fett und Salz zu essen, um Blutfette, Cholesterin und Blutdruck zu senken. Allerdings „verursachen" Fett oder Cholesterin keinen Schlaganfall. Beobachtungsstudien zeigen eher das Gegenteil! Zudem ist keineswegs erwiesen, dass eine streng salz- und fettarme Kost vor Schlaganfall schützt. Das Risiko für hämorrhagische (zu Blutungen führende) Schlaganfälle steigt sogar bei fettarmer Ernährung. Und: Gerade der Genuss von fetten Fischen bzw. den darin enthaltenen gefäßschützenden Omega-3-Fettsäuren senkt das Risiko für ischämische Schlaganfälle. Ähnlich ist es bei salzarmer Kost: Sie senkt längst nicht bei jedem den Blutdruck, manchmal steigt er auch. Auch die Gehalte von Cholesterin, Blutfetten, Harnsäure und Insulin im Blut können steigen, wenn das Salz drastisch eingeschränkt wird.

Gibt es andere Ernährungstipps, um den Blutdruck zu senken und seine Blutwerte in Ordnung zu bringen?

Aber ja! Die DASH-Studie hat ja gezeigt, dass sich mit mehr Gemüse, Obst und Milchprodukten der Blutdruck ohne Nebenwirkungen senken lässt. Man erhöht damit die Zufuhr der „Gegenspieler" des Natriums: Calcium, Magnesium und Kalium. Lasst die Leute doch bitte ein wenig Salz und Fett ans Gemüse geben, sonst mögen sie es nämlich nicht. Blutfett- und Cholesterinwerte lassen sich sehr gut mit einer „normalfetten" Kost verbessern. Dazu isst man etwas mehr Eiweiß (ausgenommen Nierenkranke), z.B. mageres Fleisch, Milchprodukte oder Hülsenfrüchte, aber weniger Kohlenhydrate, vor allem in Form von Weißbrot, Gebäck oder Nudeln. Die Fettmenge bleibt gleich, allerdings wird die Fettqualität verbessert. Also Oliven-, Walnuss- und Rapsöl anstelle von Sonnenblumen- oder Distelöl, Nüsse anstelle von Keksen oder Chips sowie regelmäßig Hering, Makrele oder Lachs.

Was wäre noch wichtig?

Eine individuelle Ernährungsberatung, die gut auf den jeweiligen Menschen eingeht. Dass das Essen schmeckt, gut sättigt und das Körpergewicht auf einem vernünftigen Level stabilisiert. Doch muss man den Menschen dazu Angst vorm Essen machen? Ich plädiere dafür, positiv zu argumentieren: „nur das Beste für mich". Dann wird automatisch mit mehr Genuss und Ruhe gegessen, kommt mehr Frisches und weniger „Tüte" auf den Tisch. Das verbessert die Ernährung quasi „nebenbei", ohne Verzicht und bei größtmöglichem Genuss.

Ulrike Gonder ist Ernährungswissenschaftlerin, freie Wissenschaftsjournalistin und u.a. Autorin des Buches „Fett! Unterhaltsames und Informatives über fette Lügen und mehrfach ungesättigte Spekulationen".

5

DER MOMENT DES SCHLAGANFALLS:
BETROFFENE BERICHTEN

Wie ist das eigentlich, wenn man einen Schlaganfall erlebt? Wie fühlt sich das an? Was geht einem dabei durch den Kopf? Die körperlichen Veränderungen sind für die Betroffenen oft so irritierend und verwirrend, dass sie selbst an Schlaganfall zuletzt denken. Meist erkennen zuerst die Umstehenden das Ereignis als Schlaganfall. Daher ist das folgende Kapitel besonders wichtig für Menschen, die allein leben oder viel allein sind: Es sensibilisiert für den ganz eigenen Charakter dieses Augenblicks. So besteht die Hoffnung, ihn im entscheidenden Moment auch zu erkennen.
In den folgenden Zitaten schildern Männer und Frauen verschiedener Selbsthilfegruppen und ihre Partner den Moment des Schlaganfalls und wie sie ihn erlebt haben – immer anders. Auf den ersten Blick scheint es gar keine Ähnlichkeiten zu geben. Doch dann schälen sich Gemeinsamkeiten heraus. Erschütternd ist immer wieder, wie viel wertvolle Zeit vergeht, weil die Betroffenen und manchmal sogar die Ärzte mit den seltsamen Symptomen nichts anzufangen wissen. Diese sehr persönlichen Schilderungen sollen sensibilisieren, damit Sie einen Schlaganfall sofort erkennen – wann auch immer, wo auch immer ... Denn ein Schlaganfall ist ein Notfall!

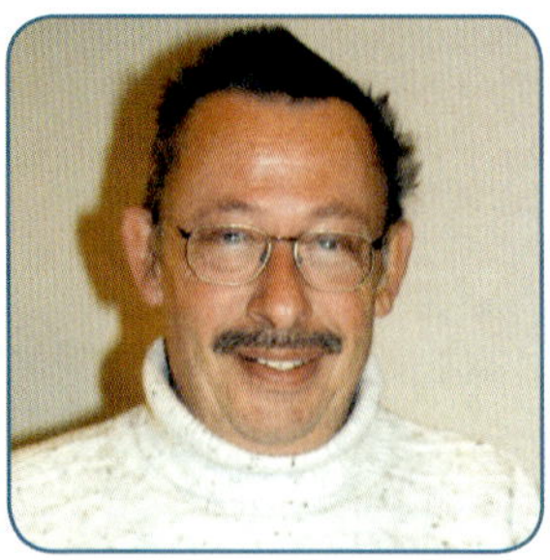

Bei mir hat das so angefangen: Nachts um drei Uhr wollte ich auf die Toilette gehen und bin dabei immer so ein bisschen geschwankt. So als wäre ich betrunken. Aber ich habe mir nichts dabei gedacht ... Am nächsten Morgen habe ich immer noch so geschwankt. Geradeauslaufen ging auch nicht mehr. Sonst hatte ich keine Beschwerden Dann wollte ich um zehn Uhr einen Brief an die Versicherung schreiben. Plötzlich ging nichts mehr. Ich konnte nicht mehr schreiben. Ich habe auch dann

noch nicht an Schlaganfall gedacht, denn meine Frau und ich wussten darüber nichts. Abends musste ich zur Arbeit gehen. Etwa um 17 Uhr habe ich zu meiner Frau gesagt: „Alma, weißt du was, heute Abend kann ich nicht arbeiten gehen. Es geht nix mehr, aus!“

Herr Bohn kann heute wieder ein nahezu normales Leben führen. Nur wenn man genau hinschaut, merkt man, dass seine linke Hand behindert ist.

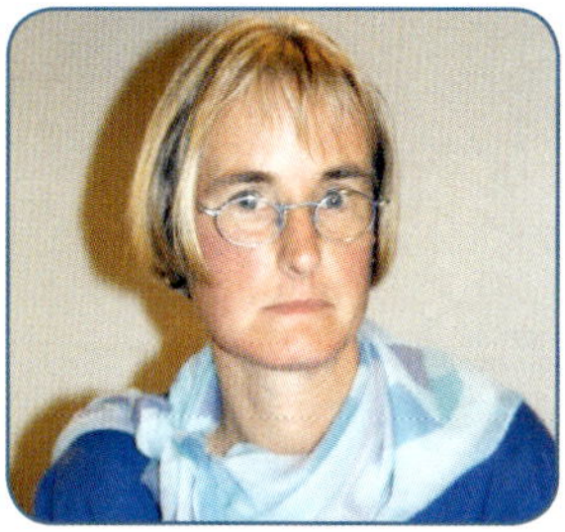

Mein Arm war gelähmt. Von dem Bein habe ich gar nichts gemerkt. Ich habe mich zu meinem Mann herumgedreht und wollte etwas sagen, aber die Sprache war weg. Das kann ich gar nicht beschreiben, wie das war ... Ich wollte schreien, aber aus meinem Mund kam nichts. Ich hab mich innerlich schreien hören, aber aus meinem Mund kam nichts heraus ...

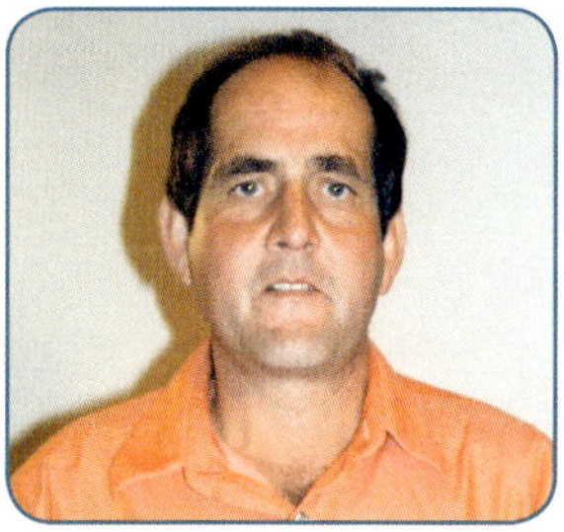

Marion war entstellt. Sie hat ganz schief geguckt. Der Mundwinkel war schon verzogen ... Sie hat nicht mehr auf Ansprache reagiert. Ich glaube, sie hat mich auch nicht erkannt. Sie konnte sich nicht äußern, gar nichts, und da war mir direkt klar, dass das ein Schlaganfall ist ...

Frau Marx ist heute noch körper- und sprachbehindert. Sie verlässt selten das Haus, außer zum Besuch der Selbsthilfegruppe. Dort fühlt sie sich wohl.

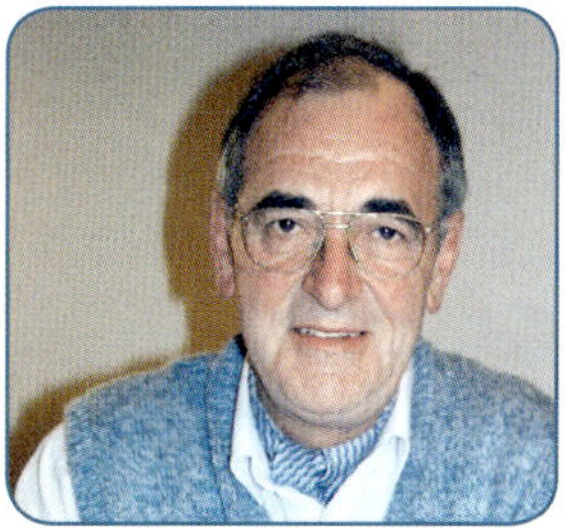

Ich wollte mich rasieren. Auf einmal ging nichts mehr. Ich habe den Stecker nicht mehr in die Steckdose stecken können. Ich habe die Größe, den Umfang der Steckdose und des Steckers nicht mehr gesehen. Ich habe den Rasierapparat nicht mehr in der Gewalt gehabt. Ich habe alles doppelt gesehen und dann danebengegriffen. Es war nichts mehr möglich ...

Herr Burger hat seinen Schlaganfall gut überwunden und führt heute ein einigermaßen normales Leben.

Ich habe im Fernsehen die Nachrichten geschaut. Dann wollte ich die Zeitung in den Zeitungsständer legen. Da wurde mir ganz komisch. Mir war schwindelig. Und dann hab ich gedacht: „Oje, jetzt stirbst du. Das war's.“ Aber das war es nicht. Ich bin wieder zu mir gekommen und konnte nicht mehr denken und nicht mehr sprechen. Aber ich habe gemerkt, ich lebe noch. Es war das Schlimmste, was man sich vorstellen kann. Ich konnte nicht reagieren, nichts mehr sagen … Das Allerschlimmste war, sich nicht mitteilen zu können, denn damit geht alles verloren.

Frau Vogel kann heute mit großer Anstrengung wieder normal sprechen. Ihren schweren Schlaganfall sieht man ihr nicht an.

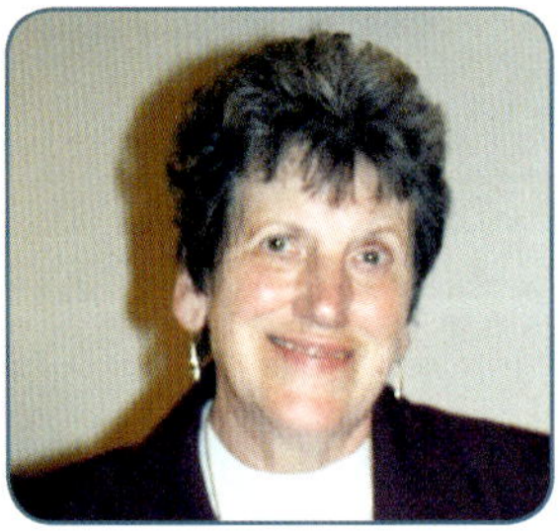

Ich war mit meinem Enkelkind im Schlafzimmer. Plötzlich habe ich gedacht: „Huch, was war das?“ Es war nur so ein Zucken im Kopf. So ein plötzliches Zucken. So als wenn man unter einem Baum hergeht und so ein bisschen an einem Zweig hängen bleibt. Da erschreckt man sich auch so. So war das Gefühl. Dann nehme ich das Deckbett und in dem Moment hat meine Hand geschlenkert. Die Zähne sind heruntergekippt. Da hab ich gedacht: „Da stimmt doch was nicht!“ Ich konnte noch gerade in den Flur und meinen Mann rufen …

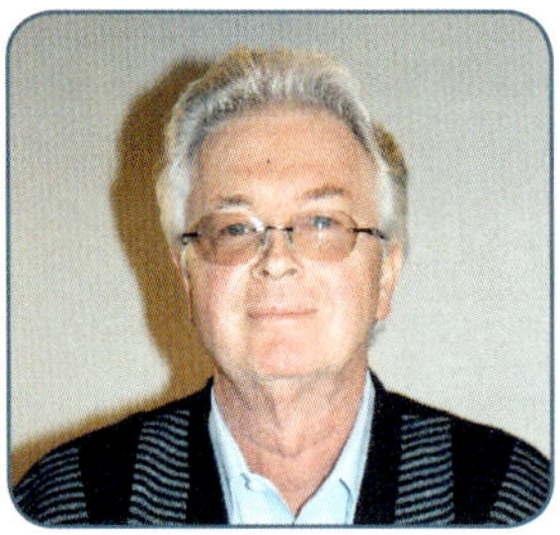

Meine Frau hat mich gerufen. Ich habe sie nur angeguckt und da hab ich gleich gesehen, was los war. Der Mund war schief, die Zähne sind runtergefallen …

Frau Gillmann hat ihren Schlaganfall gut überwunden. Nur ihre linke Seite ist noch immer etwas in der Beweglichkeit eingeschränkt.

Ich bin morgens aufgestanden, habe mich gewaschen und dann beim Frühstück sage ich zu meiner Frau: „Ich weiß nicht, ich habe an der rechten Hand hier so ein komisches Gefühl. Der Mittelfinger und der Ringfinger, die kribbeln. Sonst war nichts gewesen. Ich konnte mich normal bewegen. Aber immer dieses Kribbeln …

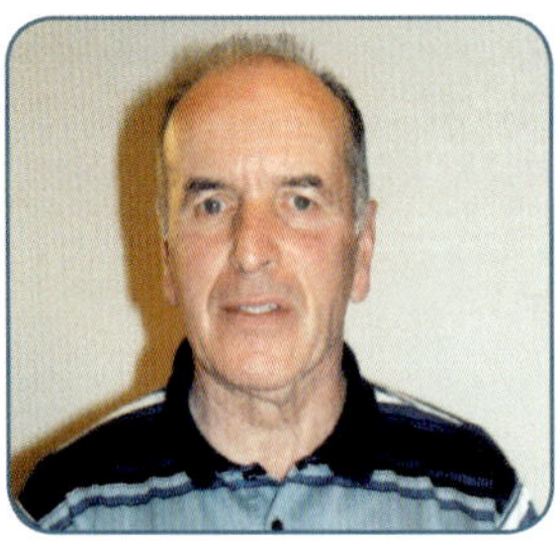

Er stand morgens auf und sagte: „Meine zwei Finger kribbeln und sind ein bisschen taub. Ich beruhigte ihn: „Ach, du hast vielleicht verkehrt auf dem Arm gelegen. Das wird schon wieder!“ Dann ging er ein bisschen vor die Tür und kam wieder und sagte: „Mir ist es jetzt ganz schwindelig.“ Jetzt war ich doch beunruhigt und habe meinem Mann den Blutdruck ge-

messen. Er war weit über 200. Da war mir klar: „Oh, das kann man so nicht lassen. Wir fahren zum Doktor …“

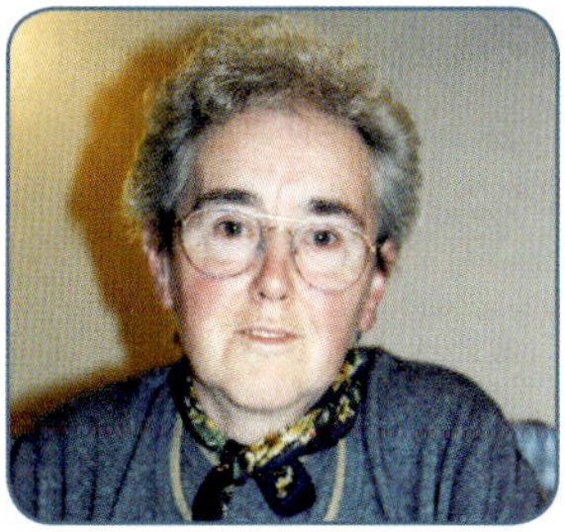

Der Arzt erkennt den Schlaganfall nicht. Heute sitzt Herr Dettlaff im Rollstuhl.

Abends beim Aufdecken meines Bettes hatte ich plötzlich einen großen schwarzen Punkt in einem meiner Augen, dem ich aber keine weitere Bedeutung zumaß. In der Nacht wurde ich wach, weil ich zur Toilette musste. Da kam ich schon nicht mehr aus dem Bett hoch. Ich war halbseitig gelähmt. Ich verstand aber gar nicht richtig, was mit mir los war, denn ich konnte nicht mehr richtig denken. Erst am nächsten Morgen hat dann mein Lebenspartner endlich ärztliche Hilfe geholt. Da waren die entscheidenden Stunden vergangen.

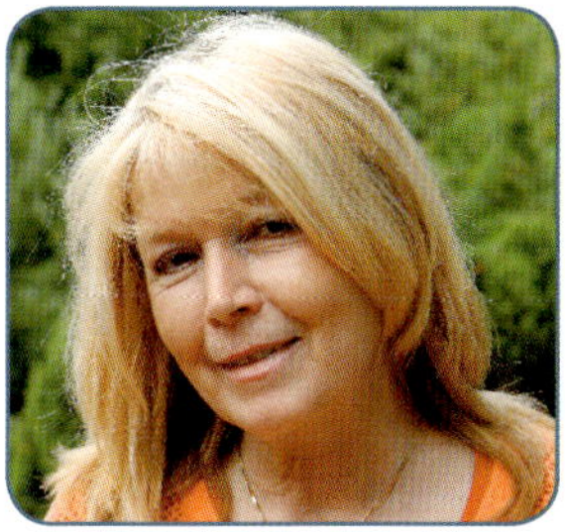

Friederike Hemmerle führt heute wieder ein fast normales Leben, aber sie ist in ihren Bewegungen immer noch eingeschränkt. Sie kann z.B. nicht mehr tanzen oder Auto fahren.

Bei mir fing das ganz langsam an, nämlich im rechten Fuß. Erst habe ich gedacht, ich hätte mich verlegen. Ich bin dann mit dem Hund gelaufen und dachte mir: „Wenn du dich bewegst, dann wird das wieder.“ Als ich nach Hause gekommen bin, fing der Arm an. Es tat nicht weh. Als Nächstes ging das seltsame Gefühl auf die Hälfte des Kopfes über. Da habe ich mir die Haare gewaschen und gedacht: „Du musst nur kräftig rubbeln, dann vergeht das.“ Dann bin ich zur Arbeit gefahren. Ich musste was gegenzeichnen und auf einmal merkte ich: „Hoppla, du kannst ja gar nicht mehr schreiben?! Ich hab gesagt: „Ich muss nach Hause. Das ist unheimlich, was ich habe.“ Ich bin nach Hause gefahren, habe meinen Mann angerufen und gesagt: „Irgendetwas ist mit mir nicht in Ordnung. Da ist so ein Taubheitsgefühl, als wenn mir die Seite nicht gehören würde. In meinem Körper passiert etwas, was da nicht hingehört.“ Und er hat gesagt: „Wo tut's dir denn weh?“ Mir hat aber nichts wehgetan. Da hat mein Mann gedacht: „Die simuliert, was kann das schon sein?“ Trotzdem sind wir zum Arzt gefahren und mir kam eine Vermutung: „Ich glaub, ich hab 'nen Schlaganfall.“ Und da hat der Arzt zu mir gesagt: „Schlaganfall? Das kommt auf einen Schlag, wo ist denn das bei Ihnen?“ Wir sind wieder

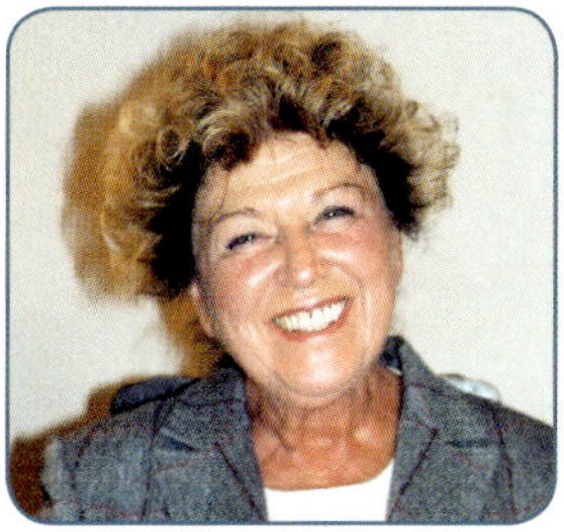

nach Hause gefahren. Im ersten Moment war ich glücklich, dass ich keinen Schlaganfall haben sollte. Als ich mich schlafen legte, fühlte sich das Bein so seltsam an, so als gehörte es nicht mehr zu mir. Es ist so weggegangen. Es hat immer so Stöße gegeben und beim Aufstehen fiel mir der Pantoffel weg. Da habe ich meine Tochter angerufen und meinen Mann wachgemacht. Dann kam der Hausarzt und hat mich sofort ins Krankenhaus geschickt. Aber da waren schon 24 Stunden vergangen …

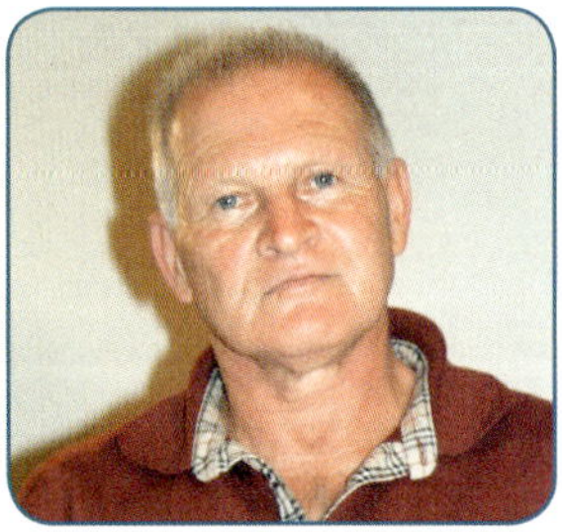

Nach Jahren der Rehabilitation und vielem Üben kann Frau Konrad heute nahezu normal leben. Ihre Erfahrung hat sie dazu veranlasst, eine Schlaganfall-Selbsthilfegruppe zu gründen.

Ich habe an meinem Auto die Felgen sauber gemacht. Dabei bin ich auf den Boden gefallen. Mehr weiß ich nicht.

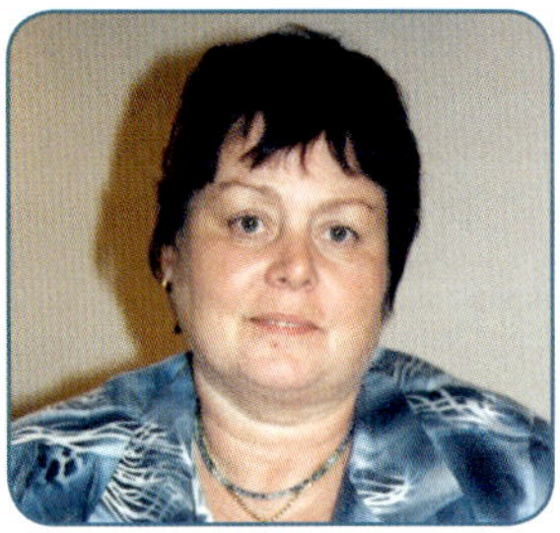

Wir haben vorher überhaupt nichts gemerkt. Ich war auf der Arbeit, als meine Tochter mich anrief. Ich bin sofort nach Hause gekommen und mein Mann lag im Flur. Er hat mich nicht mehr erkannt, er lag da, er konnte nicht mehr laufen und hat nur an die Decke gestarrt. Ich habe gedacht, er wäre besser gestorben.

Herr Herber hat bis heute seinen schweren Schlaganfall nicht verkraftet. Er findet keine Worte mehr.

Erst habe ich überhaupt nichts bemerkt. Erst als ich meinem Mann etwas erzählen wollte und nichts kam. Ich hab den Mund aufgemacht und nur „eieieiei" gesagt. Der hat mich nur ganz fassungslos angeschaut. Dann habe ich wieder einen Anlauf genommen. Es ging aber nicht. Ich habe zu meinem Mann gesagt: „Ich habe nichts getrunken." Weil das, was raus kam, sich angehört hat, als ob ich betrunken wäre. Meine Sprache war im Kopf, aber die Worte gingen nicht über meine Lippen. Ich habe es immer wieder versucht, ich habe mich so gequält, aber es ging einfach nicht. Ich hatte keine Ahnung, was es sein könnte. Überhaupt nicht.

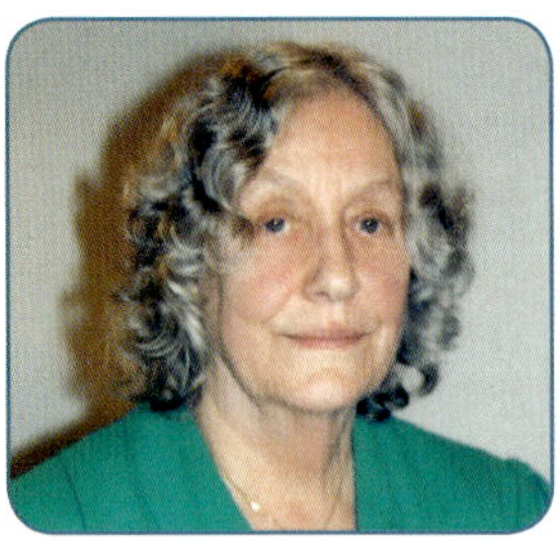

Heute kann Frau Droudian wieder normal sprechen. Ihren Schlaganfall merkt man ihr nicht mehr an.

DIE GROSSE CHANCE NUTZEN: SCHLAGANFALLSYMPTOME ERKENNEN!

Die kurzen, flüchtigen Alarmsignale des Schlaganfalls sind die große Chance – wenn man sie erkennt. Dann kann noch alles gerettet werden! Vielleicht haben Ihnen die Schilderungen der Betroffenen ein Gespür dafür gegeben, wie es sich „anfühlt". So unterschiedlich die geschilderten Empfindungen auch sind, immer wieder wird betont, dass die zunächst scheinbar belanglosen Beobachtungen doch eines gemeinsam haben. Menschen, die die Folgen von Durchblutungsstörungen im Gehirn „spüren", sind sich immer der besonderen Eigenart der Gefühlsstörung bewusst. Typisch dafür sind Aussagen wie: *„Ich habe schon oft Kopfschmerzen gehabt, aber solche noch nicht"* oder *„Ich hatte das Gefühl, es ist nicht mehr mein Körper".* Die meist schmerzlosen Symptome lösen keine Panik aus. Es gibt keine Todesangst und keinen Vernichtungsschmerz wie beim Herz-

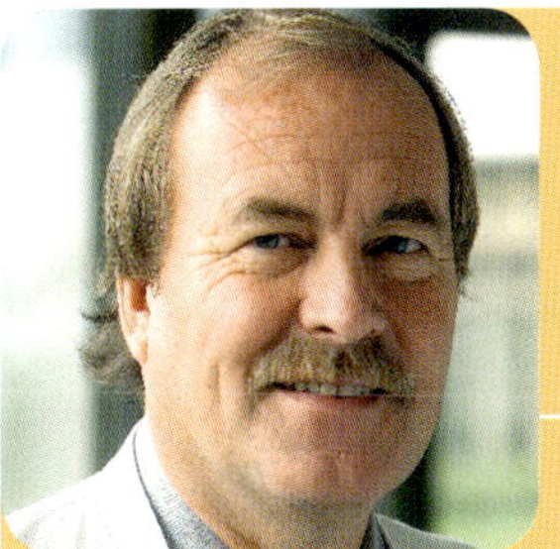

DIE ERFAHRUNG EINES KLINIKERS

Prof. Dr. Werner Hacke hat in seiner beruflichen Laufbahn unzählige Schlaganfallpatienten erlebt. Er charakterisiert den Moment des Schlaganfalls so:

„Beim Schlaganfall ist immer das Gehirn betroffen. Und alles, was unser Gehirn leistet, und das ist ja nun wirklich viel, kann dabei betroffen sein. Sie können Mathematikprofessor gewesen sein und können nach einem Schlaganfall nicht mehr rechnen. Sie können von außen völlig normal aussehen, trotzdem können Sie plötzlich nicht mehr lesen, nicht mehr schreiben. Aber auch Dinge wie Antrieb und Motivation und das Mitempfinden von Gefühlen können betroffen sein. Das wird ja alles im Gehirn gesteuert. Die Ausfälle kommen plötzlich und es scheint reiner Zufall, welcher Bereich getroffen wird. Und das Leben ist ab da plötzlich völlig anders. Es ist manchmal ganz erstaunlich, was Patienten und auch Angehörige bereit sind, an Ausfällen in der Bewegungsfähigkeit zu tolerieren. Ich sage immer in der Vorlesung, Sie glauben es nicht, aber der Patient sitzt da und plötzlich fällt ihm die Zigarette aus der Hand, und was macht er? Er raucht mit der anderen Hand weiter. Dann schüttelt er sich die Hand und sagt sich, ach, ich geh mal ins Bett. Morgen wird's schon besser sein. Wenn der Patient zum gleichen Zeitpunkt einen massiven Schmerz im Arm und Kurzatmigkeit und Schweißausbruch gehabt hätte, dann denkt er an Herzinfarkt und ruft nach dem Arzt. Weil der Schmerz da ist. Das ist das Problem: Beim Schlaganfall gibt es in der Regel keinen Schmerz."

infarkt. Alles erscheint eher als befremdliche Irritation, wie ein Spuk. Es geschieht eine „kafkaeske Verwandlung“, wie der Neurologe Dr. Hachgenei vom Klinikum Meisenheim es nennt.

SOFORT IN DIE NÄCHSTE STROKE UNIT!

Sollten Sie bei sich oder in Ihrer Umgebung so etwas erleben, müssen Sie **sofort** handeln! Jetzt kommt es wirklich auf jede Sekunde an! Verlieren Sie keine Zeit beim Hausarzt oder in einer Ambulanz. Alarmieren Sie sofort den Notarzt oder einen Rettungswagen. Erreichbar ist der Notarzt über die Notrufnummern der Polizei – bundesweit 110 – und der Feuerwehr – 112 – oder in manchen Teilen Deutschlands über die 19222. Man kann auch direkt die Rettungsleitstelle anrufen. Die Rufnum-

HÄUFIGE SYMPTOME DES SCHLAGANFALLS – PLÖTZLICH, LEISE UND SCHMERZLOS AUFTRETEND

Sehstörungen:
- Doppelbilder
- Sehminderung oder Erblindung auf einem Auge
- Gesichtsfeldausfall (beide Augen)

Sprachstörungen:
- Wortfindungsstörung
- Sprachverständnisstörung
- Sprechstörung

Lähmungserscheinungen:
- hängender Mundwinkel
- Kraftlosigkeit in Arm/Bein
- Halbseitenlähmung

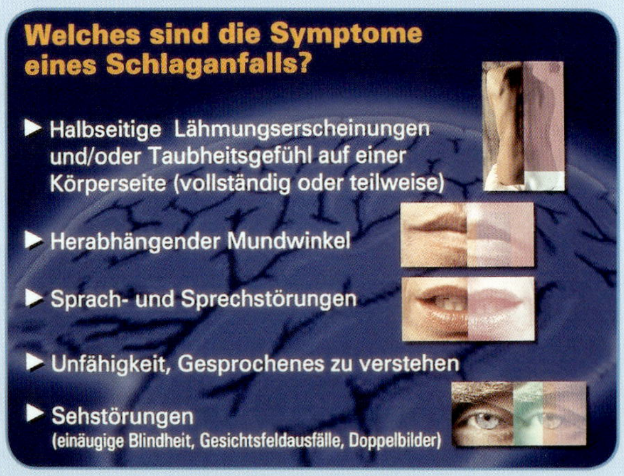

Alarmsignale erkennen

Die subjektiven Wahrnehmungen werden immer wieder wie folgt beschrieben: *Pelziges Gefühl, Kribbeln, Muskelschwäche im Gesicht, in den Armen oder Beinen, Bewegungsunfähigkeit, besonders der Hand; Veränderungen des Blickfeldes, Doppelbilder, Sehfeldausfälle; Bewegungsunsicherheit, plötzliches Schwindelgefühl mit Gleichgewichtsstörungen, Anecken an Türrahmen und Möbeln, plötzlicher Sturz ohne erkennbaren Grund; plötzlicher unbekannter Kopfschmerz, Sprach- und Sprechstörungen, Verständnisstörungen; Schluckbeschwerden, Übelkeit und Erbrechen, kalter Schweiß auf der Stirn, Bewusstlosigkeit, eventuell sogar Herz- und Atemstillstand.*

Nach wenigen Minuten sind die Betroffenen wieder völlig beschwerdefrei.

mer findet sich im örtlichen Telefonbuch. Besser noch, man notiert sich wichtige Notfallnummern auf einem Aufkleber, den man auf oder neben das Telefon klebt. Dann sind die Rettungsnummern sofort parat. Informieren Sie über die Symptome, eventuell Ihren Verdacht auf einen Schlaganfall, und fordern Sie den Transport in die nächste Stroke Unit!

Im entscheidenden Moment das Richtige tun

- Bleiben Sie bei dem Kranken.
- Öffnen Sie die Zimmerfenster, um die Sauerstoffzufuhr zu verbessern. Lockern Sie eventuell beengende Kleidung.
- Geben Sie keine Getränke oder gar Medikamente, wie Aspirin oder Ähnliches. Es könnte genau das Verkehrte sein.
- Trägt der Kranke eine Zahnprothese, so sollten Sie diese vorsichtig entfernen, damit er sie nicht verschluckt.
- Ist der Betroffene bewusstlos, legen Sie ihn in eine stabile Seitenlage, wenn nötig auf dem Boden.
- Bei Atem- und/oder Herzstillstand ist – wenn möglich – unverzüglich mit Wiederbelebungsmaßnahmen zu beginnen.
- Legen Sie die bisher eingenommenen Medikamente des Betroffenen zurecht, damit sich die Ärzte im Krankenhaus schnell orientieren können. Das ist besonders wichtig, wenn Sprachstörungen vorliegen.
- Behalten Sie selbst Ruhe und begleiten Sie, wenn möglich, den Patienten in die Klinik.

WARNUNG UND CHANCE ZUGLEICH: DAS SCHLÄGLE

So freundlich und harmlos, wie das süddeutsche Wort klingt, kommt der kleine Bruder des Schlaganfalls, das Schlägle, tatsächlich daher. Es handelt sich dabei um eine kurze Durchblutungsstörung im Gehirn. Die Betroffenen erleben die gleichen Symptome wie bei einem vollständigen Hirnschlag, aber die meisten (80%) der Symptome halten weniger als eine halbe Stunde an. Der einzige Unterschied zu einem „echten" Schlaganfall besteht darin, dass sich die Störungen bei einem Schlägle von selbst wieder zurückbilden, während sie bei einem Schlaganfall bestehen bleiben. Mediziner nennen das Schlägle eine **T**ransitorische **I**schämische **A**ttacke, kurz **TIA** genannt. *„Das ist nicht so schlimm. Es ist ja wieder vorbei"*, denken leider immer noch viele und verschenken damit eine große Chance.

Suchen Sie sofort ein für Schlaganfallpatienten qualifiziertes Krankenhaus auf, am besten mit einer Stroke Unit, einer Schlaganfall-Spezialstation. Das Risiko für eine Wiederholung mit schweren Folgen ist groß. Nach einer TIA kommen 25% der Betroffenen innerhalb von 90 Tagen wieder ins Krankenhaus. Die Hälfte davon mit einem Schlaganfall, die anderen mir einer weiteren TIA oder einem Herzinfarkt. Das können Sie mithilfe der Ärzte verhindern!

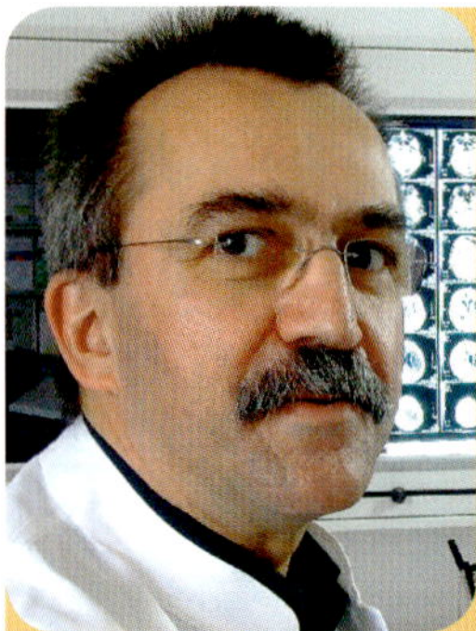

WAS SAGT DER KLINIKCHEF DAZU?

Warum wird der Schlaganfall so oft nicht ernst genommen?
Schlaganfall tut im Gegensatz zum Herzinfarkt nicht weh. Offensichtlich sind wir so programmiert, dass wir nur Schmerzen mit einem Notfall assoziieren. Und dann kommt, denke ich, ein Zweites hinzu: Es passiert in der Situation des Schlaganfalls mit dem Patienten etwas, das er nicht einordnen kann, das er so noch nicht erlebt hat. Es geschieht etwas von einer Sekunde auf die andere, das einen verunsichert, von dem man nicht weiß, wie man damit umgehen soll. Und deswegen werden die Symptome oft bagatellisiert. Nach dem Motto: „Jetzt gehe ich erst mal zu Bett. Morgen wird's schon besser sein."

Warum ist die Schlaganfallbehandlung auf einer Stroke Unit so erfolgreich?
Auf der Stroke Unit arbeitet ein spezialisiertes, interprofessionelles Team. Das Entscheidende ist, dass alle Vitalparameter, das sind zum Beispiel der Blutdruck, das EKG, der Herzrhythmus, der Puls, die Sauerstoffsättigung, der Blutzucker und die Körpertemperatur, kontinuierlich überwacht und sehr streng eingestellt werden. Wenn zum Beispiel ein Diabetiker während des Schlaganfalls überzuckert, sind seine Heilungschancen wesentlich schlechter, als wenn der Zucker normalisiert ist. Dazu kommt die sehr frühe Prophylaxe eines erneuten Schlaganfalls. In ausgesuchten Fällen, in einem bestimmten Zeitfenster, nämlich im 3-Stunden-Zeitfenster, kann zudem auf der Stroke Unit als wirksames Prinzip die Lyse-Therapie eingeleitet werden. In einem Teil der Fälle hilft sich der Körper jedoch selbst: Es kommt zu einer spontanen Rekanalisation, d.h. der Körper organisiert sich so, dass das verschlossene Gefäß von selbst wieder aufgeht.

Wie häufig ist eine Post-Stroke-Depression?
Ein Schlaganfall kann eine Depression auslösen dadurch, dass Hirngewebe geschädigt wird, welches Zentren unseres Gemütserlebens betrifft. Zum anderen ist der Schlaganfall ein Life-Event und geeignet, eine Familienstruktur und den ganzen sozialen Kontext dermaßen durcheinander zu bringen, dass man existenziell verunsichert ist und nicht mehr weiß, ob man in sein soziales Umfeld wieder zurückkehren kann. Auch das kann eine Depression auslösen.
Ich denke, dass die Post-Stroke-Depression immer noch viel zu häufig übersehen wird. Und insofern ist es wichtig, dass dem Schlaganfallteam auf jeden Fall ein Neurologe angehört, der dank seiner Facharztausbildung in der Lage ist, dieses Problem frühzeitig zu erkennen und zu behandeln, um somit optimale Voraussetzungen für die weitere Genesung zu schaffen.

Dr. Andreas Hachgenei ist medizinischer Leiter der Neurologischen Klinik mit Stroke Unit in Meisenheim, Rheinland-Pfalz

6

FOLGEN VERMEIDEN, GEHIRN SCHÜTZEN:

DIE STROKE UNIT

REGIONALBEAUFTRAGTE

Adressen der Regionalbeauftragten (Fachärzte für Neurologie oder anderer auf Schlaganfall spezialisierter Ärzte und bei Fragen Ihre Ansprechpartner vor Ort) erhalten Sie von der Stiftung Deutsche Schlaganfall-Hilfe: Tel.: 05241-9770-0.

Der Patient sollte unbedingt in eine Klinik eingewiesen werden, die auf die Versorgung von Schlaganfall-Patienten eingestellt ist. Das bedeutet im Idealfall eine Klinik mit einer Schlaganfall-Spezialstation, einer Stroke Unit, oder einer Abteilung für Neurologie. Bereiten Sie sich auf den Notfall vor und notieren Sie sich Ihre nächste/zuständige Stroke Unit!

Die Adressen aller Stroke Units in Deutschland erhalten Sie bei der Stiftung Deutsche Schlaganfall-Hilfe unter Tel.: 05241-9770-0.

Krankenhäuser mit einer Stroke Unit garantieren rund um die Uhr eine professionelle Diagnostik und Therapie. Sie verfügen über ein spezialisiertes, interdisziplinäres Team von Neurologen, Internisten, Neuroradiologen und ein spezialisiertes Personal für die frühe Rehabilitation (Physiotherapie, Logopädie, Ergotherapie, Sozialdienst) und über die wichtigen bildgebenden Verfahren, mindestens über ein CT.
Die Ausstattung der Krankenzimmer ermöglicht eine Überwachung und Optimierung der Vitalfunktionen, wie zum Beispiel Blutdruck, Puls, Herzrhythmus, EKG, Sauerstoffsättigung, Blutzucker und Körpertemperatur. Die Lyse-Therapie kann in der Stroke Unit innerhalb des 3-Stunden-Fensters eingesetzt werden. Auch die frühe Sekundärprophylaxe wird auf den Spezialeinheiten beachtet.
Kurzum: Hier sind Sie in den richtigen Händen.

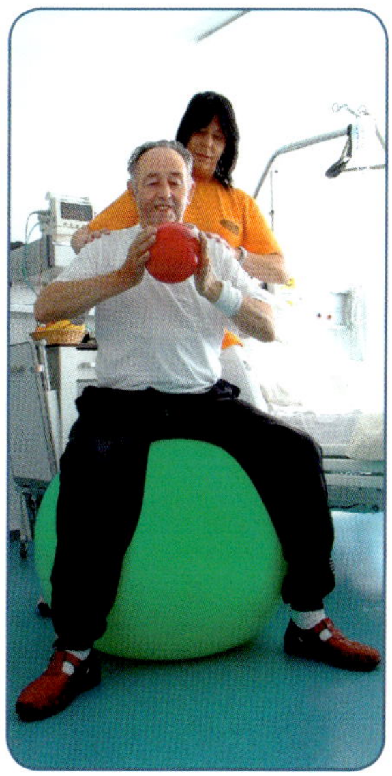

Auf einer Stroke Unit beginnt die Rehabilitation sofort.

Rehabilitation vom ersten Moment an

Auf einer Stroke Unit beginnt auch die Rehabilitation sofort:

- Physiotherapie/Krankengymnastik
- Sprach-/Sprechtherapie
- Schlucktraining
- Hirnleistungstraining
- die (medikamentöse) Behandlung einer Post-Stroke-Depression
- die Einbeziehung von Sozialdiensten

SOFORTMASSNAHMEN: BILDGEBUNG VOR THERAPIE

Beim Herzinfarkt kann die Behandlung schon im Rettungswagen beginnen. Das ist beim Schlaganfall nicht möglich, denn vor der ursächlichen Therapie des Schlaganfalls steht zwingend die Sicherung der Diagnose; und die ist nur mit einer professionellen Bildgebung, einem Computertomographen oder einem Kernspintomographen, möglich. Eine Diagnose auf Verdacht ohne Bildgebung kann zu schweren Behandlungsfehlern führen, denn identische Symptome können beim Schlaganfall ganz unterschiedliche Ursachen haben, die entsprechend auch unterschiedlich behandelt werden müssen.

Das Beispiel: die plötzliche Halbseitenlähmung

Die unteren drei CT-Bilder wurden von Patienten aufgenommen, die alle drei identische Symptome zeigten, nämlich eine plötzlich auftretende Halbseitenlähmung rechts.

Das Beispiel zeigt, dass beim Schlaganfall eine Therapie ohne Bildgebung nicht gestartet werden kann. Alle drei Patienten zeigen dieselben Symptome, leiden aber unter völlig unterschiedlichen Krankheitsbildern, die teilweise geradezu entgegengesetzte Maßnahmen nach sich ziehen.

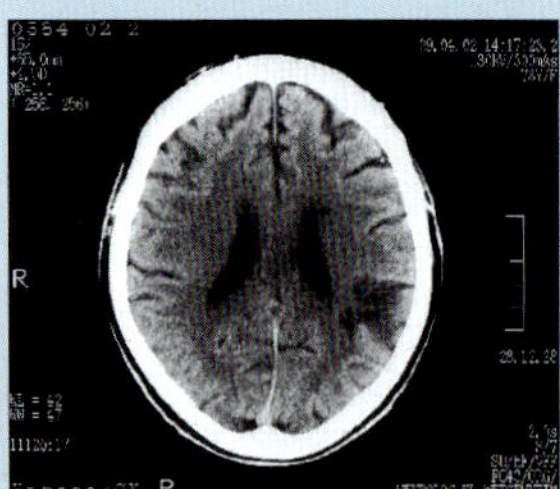

Bei diesem Patienten war ein Blutgerinnsel die Ursache des Gewebeschadens im Gehirn.

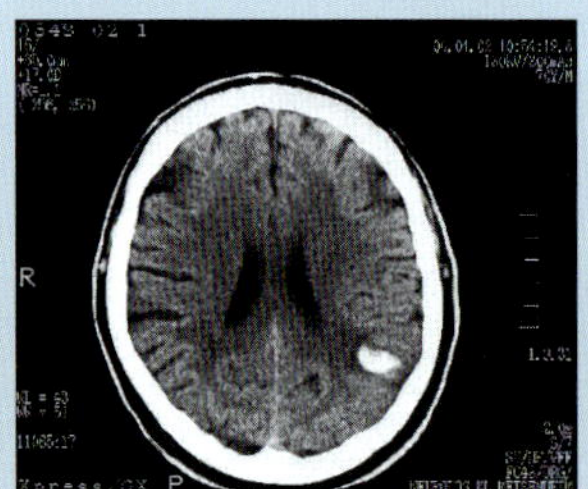

Bei diesem Patienten ist eine Blutung im Gehirn die Ursache des Gewebeschadens. Ein blutverdünnendes Mittel würde den Schaden hier unweigerlich noch vergrößern.

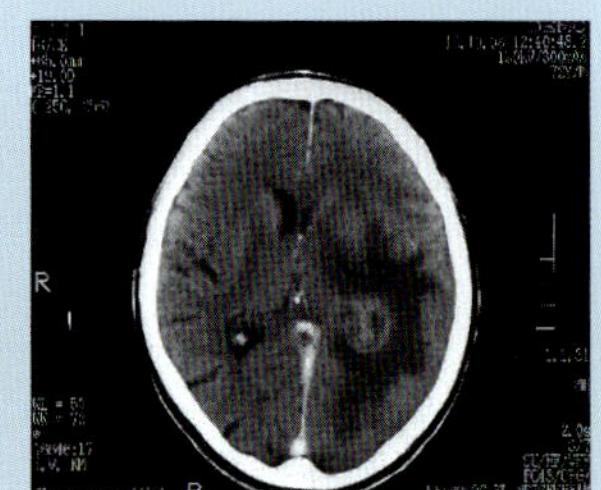

Bei diesem Patienten ist ein Tumor im Gehirn die Ursache des Gewebeschadens. Er verlangt wieder eine völlig andere Behandlung als das Gerinnsel oder die Blutung.

7

FRÜHES WISSEN UND ALTE VORSTELLUNGEN VOM SCHLAGANFALL

Seit der Frühzeit des Menschen ist die Vorstellung verbreitet, dass Geister und Götter Krankheiten verursachen können. Sie dringen in den Körper ein oder versetzen einen „Schlag“. Auch bei uns in Mitteleuropa waren Krankheiten lange fest mit christlich-religiösen Vorstellungen verknüpft. Besonders bei unverstandenen Krankheitsbildern, schweren Leiden und plötzlichen Ereignissen, für die man keine Ursache erkennen konnte, fanden die Menschen ihre Erklärungen in der Religion. Das machte es ihnen leichter, das Unfassbare zu ertragen, auch wenn ihnen mit der Krankheit ein strafender Gott gegenübertrat, der damit Schuld bestrafte. Der Schlaganfall galt als „Herrgottsohrfeige“. Krankheit und Strafe scheinen hier besonders eng verbunden zu sein. Es ist interessant, dass der in ganz Italien beliebte hl. Donatus als der Heilige gilt, „der schlägt“. Gleichzeitig gilt er bei Gläubigen als der Heilige für alle Krankheiten des Kopfes.

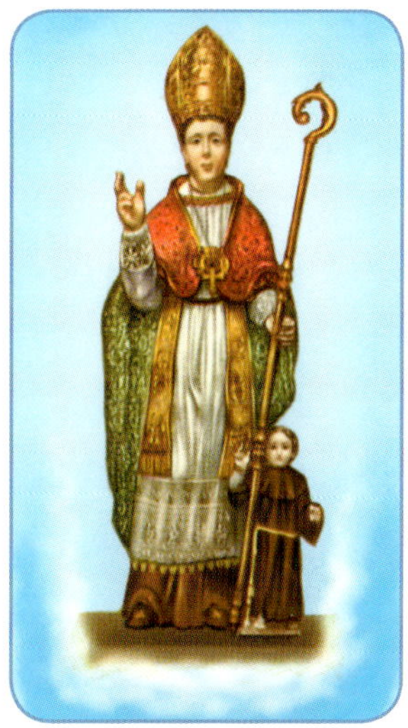

Der hl. Donatus auf einem süditalienischen Heiligenbildchen

Dieses christliche Erbe ist auch heute noch so mächtig, dass sich viele Betroffene und ihre Angehörigen bei einem Schlaganfall die Frage nach individueller Schuld stellen. Rationale Gegenargumente und der Hinweis auf ein missverstandenes Christentum helfen oft nicht weiter. Zu tief sitzen die alten Vorstellungen.

Die Krankheit Mifittu

Es ist gar nicht so leicht, alte Quellen über den Schlaganfall in der Medizingeschichte ausfindig zu machen, denn die Ursachen des Krankheitsbildes im Gehirn wurden erst in der Neuzeit enträtselt. Man kann eigentlich nur nach Beschreibungen typischer Symptome, wie Lähmungen, Ausschau halten. Ob es sich dann wirklich um einen Schlaganfall gehandelt hat, bleibt unklar.

Der möglicherweise älteste Hinweis auf einen Schlaganfall ist eine Textstelle in Keilschrift aus Alt-Mesopotamien. Auf einer Keilschrifttafel, die die Kriege zwischen Assyrien und Babylonien aufzählt, heißt es, dass *„... im vierten Jahre der Herrschaft des Königs Marduk von Babylon, am 15. Tage des Monates Nisan, den König von Elam mit Namen Minanu die Krankheit Mifittu traf, davon sein Mund befangen wurde und er der Rede nicht mehr mächtig war“.* Nach den Angaben des Textes starb Minanu noch im gleichen Jahr am siebten Tage des Monats Adar (689 v. Chr.). Die exakte Datierbarkeit des Krankheitsbeginns auf einen bestimmten Tag und die Beschreibung der Symptome mit dem Verlust der Sprache charakterisieren den Anfall des König Minanu als möglichen Schlaganfall.

Das Leben hängt am „seidenen Faden“

Das alte Wort für Schlaganfall war Schlagfluss. Entsprechend den Lehren der Humoralpathologie stellte man sich Krankheiten als Störung der Körpersäfte vor. Beim Schlagfluss ging man von einer krankhaften Veränderung des Blutes aus. Der Sitz dieser Veränderung war der Kopf. So viel wusste man. Was sich aber genau bei einem Schlagfluss im Gehirn ereignet, muss den Menschen früherer Zeiten als dunkles Geheimnis erschienen sein. Ihre Fantasien zu den Vorgängen im Kopf sind von seltsamer Schönheit und üben noch heute eine Faszination aus. Nach einer uralten Vorstellung hängen hinter der Stirn jedes Menschen drei Blutstropfen an äußerst zarten filigranen

Das Bild der drei Blutstropfen

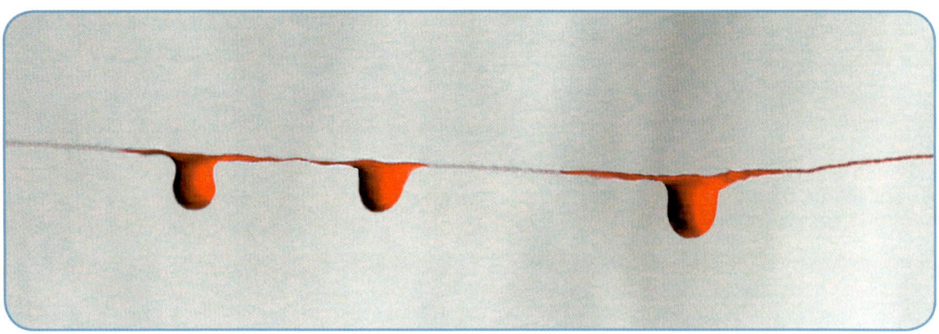

Fäden oder Haaren. Zerreißt ein Faden und fällt ein Blutstropfen herab, ist ein schlimmes Leiden die Folge. Die feinen Fäden, die plötzlich zerreißen können, stellen eine permanente Bedrohung für den Menschen dar. Das Bild der drei Blutstropfen findet sich in vielen Varianten überall in Europa wieder. In Schwaben erzählte man sich: Fällt ein Blutstropfen herab, entsteht Schwindel, welchen ein Aderlass beseitigt. Fällt der zweite herab, so wird der Betreffende vom Schlage „gerührt" und – entsprechend der Lage des Tropfens – auf der einen oder anderen Körperseite gelähmt. Auch hier soll ein Aderlass helfen. Fallen aber alle drei Tropfen zugleich herab, dann hat ihn „der Schlag getroffen". Um diese Gefahr fern zu halten, muss der Patient periodisch zur Ader gelassen werden.

Gleiches mit Gleichem behandeln

Aus heutiger Sicht erscheint die Quellenlage mit Rezepten gegen den Schlagfluss unübersichtlich und wirr. Das mag auch ein Zeichen dafür sein, dass die Menschen in vormodernen Zeiten dem Schlaganfall ohnmächtig gegenüberstanden und schon aus reiner Verzweiflung über den plötzlichen Schicksalsschlag alles nur Denkbare ausprobierten.

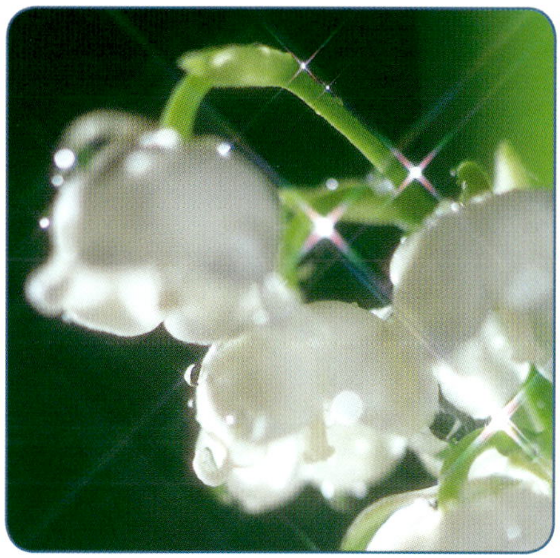

Die tropfenförmige Blüte des Maiglöckchens wurde als Zeichen für Blutstropfen gedeutet.

Immer wieder wird das Maiglöckchen in den alten Kräuterbüchern gegen Schlagfluss empfohlen. Das geht vielleicht auf die blutstropfenförmige Blüte zurück und die Vorstellung „Gleiches mit Gleichem" zu heilen. „Similia similibis" war im alten Volksglauben der Grundsatz der Simile-Magie. Das erscheint aus heutiger Sicht abstrus und völlig irrational. Aber es war eine weit verbreitete Vorstellung, dass zum Beispiel gelber Safran bei Galleerkrankungen und ein Steinamulett bei Steinleiden hilft. Holunderrinde wurde von oben nach unten vom Stamm geschabt, wenn sie abführen sollte. Dieselbe Rinde von unten nach oben abgekratzt sollte das Erbrechen fördern.

Blutige Anwendungen

Viele Kranke gerieten aus Verzweiflung in die Hände von Wunderdoktoren und Quacksalbern. Und die waren nicht zimperlich. Gelähmte Körperteile wurden in die offenen Wunden frisch geschlachteter Tiere gelegt. Aus deren Eingeweiden kochte man mit heißem Wasser Bäder. Auch das Auflegen von frischen Fleischstücken und das Baden gelähmter Glieder in Ochsenblut waren häufig Praxis. Vielleicht liegt auch die Wurzel dieser Anwendungen in der Vorstellung begründet, man könne eine Krankheit des Blutes mit Blut behandeln.

Echte Rosskuren

Weniger blutig, aber sicher auch nicht angenehm verlief der Aufenthalt der Betroffenen in einem Ameisenhaufen und das Auspeitschen der gelähmten Glieder mit Brennnesseln. Als eine echte „Rosskur" muss man sich wohl die folgende Prozedur vorstellen: Der Bader und seine Helfer bedeckten den Patienten bis an den Hals mit einer dicken Schicht frischem, noch dampfendem Pferdemist. Die Masse übergoss man mit einem Eimer Branntwein und schichtete dann die nächste Lage Mist darüber. Glaubt man den alten Vorschriften, dann harrte der Kranke anderthalb Stunden in seinem Mistbett aus.
Das mag reichen, um sich die Qualen der Ärmsten der Armen in früheren Jahrhunderten vorzustellen.

MEDIZINISCHE HAUSBÜCHER DER JAHRHUNDERTWENDE

In den medizinischen Hausbüchern um 1900 findet sich nichts mehr von solchen Torturen. Die Behandlungen beschreiben Wassergüsse, Wickel und Massagen. Die Zeiten der Kurpfuscher und Scharlatane als letzte Hoffnung für Schlagfluss-Betroffene scheinen vorüber zu sein. Aber die Theorien über die Vorgänge im Kopf stecken noch immer voller Fehleinschätzungen und Missverständnisse. Die Röntgenstrahlen waren gerade erst entdeckt worden. Man konnte nur spekulieren.

Die Krankheitstheorie

Auffällig ist, dass immer nur vom *„Brüchigwerden der Gefäßwände im Alter"* die Rede ist, die dann beim Schlagfluss plötzlich dem Druck nicht mehr standhalten. So kann man lesen: *„Man versteht unter ‚Schlag' das Bersten von Blutgefäßen, Bluterguss in andere Gewebe und infolge der plötzlichen Druckwirkung Lähmung oder Tod. Beim Bluterguss ins Gehirn trifft eine so heftige Druckwirkung auf die empfindliche und weiche Ge-*

hirnmasse, dass die schwersten Veränderungen mit dem Menschen vorgehen.“ An anderer Stelle lautet die Erklärung: *„Die Zerreißung einer Ader, eines Gewebes oder eines Gefäßes, wodurch dann der Blutaustritt ins Gehirn erfolgt.“* In den alten Medizinbüchern ist keine Rede von den vielfältigen anderen Grunderkrankungen des Schlaganfalls. Ein Verschluss der Gefäße, die häufigste Ursache eines Schlaganfalls, wird nicht beschrieben. Man ging offensichtlich davon aus, dass beim Schlagfluss Blut ins Gehirn einfließt und dadurch Gewebe zerstört wird. Das erklärt auch die beliebte und häufig angewendete Aderlasstherapie bei Schlagfluss. Er sollte die *„Druckwirkung“* auf das Gewebe verringern.

Der Schlaganfallcharakter

In den alten medizinischen Hausbüchern finden sich auch die Quellen für manche Vorurteile über Schlaganfallpatienten, wie sie noch heute in den Köpfen herumspuken. Als besonders gefährdete Personenkreise gelten *„Menschen mit gerötetem Gesicht, kurzem Hals“* oder *„vollblütige Männer mit kurzem Hals und rotem Gesicht“* mit *„gewohnheitsmäßigem Alkoholgenuss“*. Schlagfluss wird laut dieser Quellen vom *„vielen Spirituosen-, starken Bier-, Wein- und Fleischgenuss und sonstigen Reizmitteln erzeugt und beschleunigt“*. Es wird gewarnt vor *„üppigen Mahlzeiten, vor Alkohol und vor Überanstrengung oder heftiger Aufregung“*. Schlagfluss muss den Lesern dieser Bücher als eine Krankheit lasterhafter Genussmenschen erscheinen, die in erster Linie ein Alkoholproblem haben. Heute wissen wir, dass Alkoholmissbrauch zwar ein möglicher Risikofaktor ist, aber bei weitem nicht das größte Risiko darstellt. Im Gegenteil kann mäßiger Weinkonsum dem Schlaganfall sogar vorbeugen. Auch Aufregung oder gar Überanstrengung sind keine Ursache für Schlaganfall.

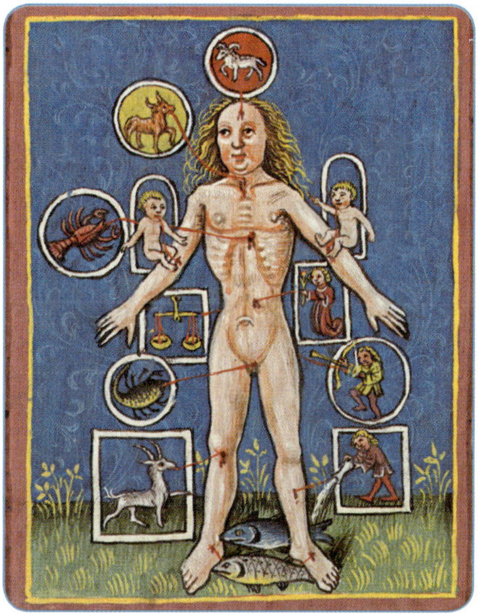

Tierkreismann aus einer Nürnberger Handschrift (1472). Diese Zeichnung sollte dem Mediziner bei der Bestimmung der richtigen Körperstelle und des günstigsten Zeitpunktes für einen Aderlass helfen.

„PRIMÄRPRÄVENTION“ IN ALTEN ZEITEN

Auch früher hat man sich schon vielfältige Gedanken gemacht, wie man den gefürchteten Schlagfluss vermeiden kann. Wer zu

DER ADERLASS

Seit den Anfängen der Medizin beobachteten die Menschen die Selbstheilungskräfte der Natur und versuchten, diese zu stärken. Schweißausbrüche, tropfende Nasen, Blutungen und die Bildung von Eiter wurden als Mechanismen des Körpers gedeutet, die Körpersäfte zu reinigen und wieder ins Gleichgewicht zu bringen. Heiler und Ärzte aller Zeiten und Kulturen erfanden vielfältige Formen, diese Prozesse zu unterstützen oder zu imitieren. Dazu gehörten Diätkuren, Klistiere, Brechmittel, schweißtreibende Methoden und auch der Aderlass.
Durch Blutentnahme an der erkrankten Stelle sollten die krank machenden Stoffe mit dem Blut entfernt werden. Dazu eröffnete man eine oberflächliche Vene, „schröpfte“ den Patienten unter einem Glaskolben oder bediente sich der Blutegel.

Schlagfluss zu tendieren schien, wurde bis in die Neuzeit regelmäßig zur Ader gelassen.
Darüber hinaus war man auf allgemeine Ermahnungen zur Mäßigung und einen gesunden Lebensstil angewiesen: *„Klagen ältere Personen über Schwindel, Ameisenkriechen, Schwäche des Gedächtnisses sowie Schwäche der Beine, so kann Entartung des Gehirns und seiner Gefäße vorliegen; und klagen vollblütige Männer mit kurzem Hals und rotem Gesicht über häufigen Kopfschmerz, Schwindel und Ohrensausen, so sollten in beiden Fällen zur Verhütung eines Gehirnschlaganfalles betreffende Personen eine reizlose Kost genießen. Besonders sind sie auch vor übermäßigem Genuss von Speisen und Getränken sowie vor heftigen Bewegungen und Anstrengungen sehr zu warnen; vor allem müssen diese Personen bei offenem Fenster schlafen, überhaupt viel frische Luft genießen und gute Hautpflege treiben.“*
Den Autoren der verschiedenen medizinischen Hausbücher war die Schwere der Krankheit immer bewusst, bei der oft nur der Tod die Erlösung war. *„Richtige Pflege bei leichtem Schlagfluss kann bleibende Nachwirkungen verhüten; in schweren Fällen bleiben für längere Zeit, auch zeitlebens, gestörte Sprache, gelähmte Glieder, Geistesschwäche und ähnliches zurück. Wiederholte Schlagflüsse führen dann den ersehnten Tod herbei.“*

8

DAS WUNDER DER PLASTIZITÄT DES GEHIRNS

Wenn man dem Schlaganfall und seinen Schrecken entgehen will, sollte man sich mit den neuen Ergebnissen der Hirnforschung beschäftigen. Sie bieten erstaunliche Ansätze zur Prävention und Therapie, an die man früher gar nicht denken konnte.

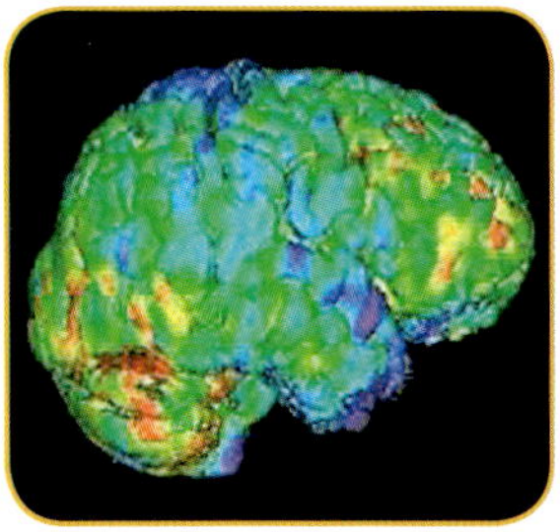

PET-Aufnahme eines Gehirns

Die Europäische Union proklamierte die 90er Jahre zur Dekade des Gehirns, denn die Hirnforschung hat seit den 80er Jahren eine rasante Entwicklung genommen, die ungebremst andauert. Ursache dafür sind vor allem die neuen Bilder aus dem Kopf, die bildgebenden Verfahren. Sie bedeuten für die Neurowissenschaften einen enormen Schub an Erkenntnisgewinn. Das Jahrzehnt des Gehirns liegt inzwischen hinter uns. Doch der Schwung hält noch an. Nahezu täglich gibt es neue Nachrichten darüber, wie das geheimnisvollste unserer Organe funktioniert. Man kann dem Gehirn inzwischen sogar beim Denken und Fühlen zusehen.

NEUES WISSEN – NEUE CHANCEN

Explodiert das Wissen, werden die Halbwertzeiten des Kenntnisstandes immer kürzer. Sie liegen zur Zeit bei etwa sechs Jahren. Das gilt in besonderem Maße für die expansive Hirnforschung. Und in spätestens sechs Jahren werden wieder andere Erkenntnisse Gültigkeit haben. Da könnte man resignieren und sagen: Was soll ich mich damit überhaupt beschäftigen? Es ändert sich ja doch ständig alles. Doch das ist nur ein Teil der Wahrheit. Es gibt nämlich auch einen ständigen Zuwachs an Wissen, den man zum eigenen Vorteil nutzen kann. Das neue Bild vom Gehirn bietet mehr Chancen für Wachstum und Heilung als das alte.

Die Welt im Kopf wird sichtbar

Diese Umwälzung des Wissens haben wir in erster Linie neuen Untersuchungsmethoden und vor allem den neuen Bildern aus dem Kopf zu verdanken. Den Anfang hat die Computertomographie, auch CT genannt, gemacht. Sie ist das übliche diagnostische Hilfsmittel, auch beim Schlaganfall.

DIE COMPUTERTOMOGRAPHIE/CT

Im Prinzip handelt es sich beim CT um eine Weiterentwicklung der Röntgenuntersuchung. Das Ergebnis der Computertomographie sind keine Einzelbilder, sondern eine ganze Reihe von Abbildungen, welche den aufgenommenen Körperteil Schicht

DAS NEUE BILD VOM GEHIRN

Mit dem neuen Wissen über das Gehirn haben einige vertraute Lehrbuchweisheiten ihre Gültigkeit verloren. Da gibt es eine ganze Reihe liebgewordener Denkmuster, von denen wir uns verabschieden dürfen.

Früher galt:

- *Was Hänschen nicht lernt, lernt Hans nimmer mehr.*
- *Kurz nach der Geburt ist die Entwicklung des Gehirns abgeschlossen.*
- *Im Alter bilden sich keine neuen Gehirnzellen mehr.*
- *Nach einem Schlaganfall lässt sich im Gehirn nichts mehr reparieren.*
- *Die Intelligenz ist ererbt und damit eine feste Größe.*
- *Wir nutzen nur 10 % unserer Gehirnkapazität. Das ist zu wenig.*
- *Das Gehirn ist in zwei Hälften getrennt, mit unterschiedlichen Aufgaben.*
- *Gefühle stören beim Lernen.*
- *Bewegung stört die Konzentration.*

In vielen Fällen sind die alten Vorstellungen nicht nur überholt, es gilt sogar das Gegenteil des bisher Angenommenen. Die alten Vorstellungen vom Gehirn waren eher starr und pessimistisch. Die neuen eröffnen Raum für Eigeninitiative und lebenslanges Lernen.

Heute gilt:

- *Das Gehirn entwickelt sich lebenslänglich weiter.*
- *Auch im erwachsenen Gehirn wachsen neue Nervenzellen.*
- *Der Schlaganfall löst körpereigene Reparaturmechanismen im Gehirn aus. Gesunde Gehirnzellen übernehmen die Aufgaben von abgestorbenen Nervenzellen.*
- *Die Intelligenz ist nur etwa zur Hälfte ererbt, der Rest ist erworben.*
- *Es kommt nicht darauf an, mit welchen Kapazitäten jemand denkt, sondern wie flexibel die Schaltungen sind.*
- *Beide Gehirnhälften unterstützen sich in ihrer Arbeit gegenseitig. Im Zweifel kann eine Ge-hirnhälfte auch Aufgaben der anderen übernehmen.*
- *Lernen, das unter Beteiligung positiver Emotionen stattfindet, ist leichter und erfolgreicher.*
- *Bewegung hilft bei der Entwicklung der Gedanken und unterstützt die Verankerung neuer Verhaltensmuster im Gedächtnis.*

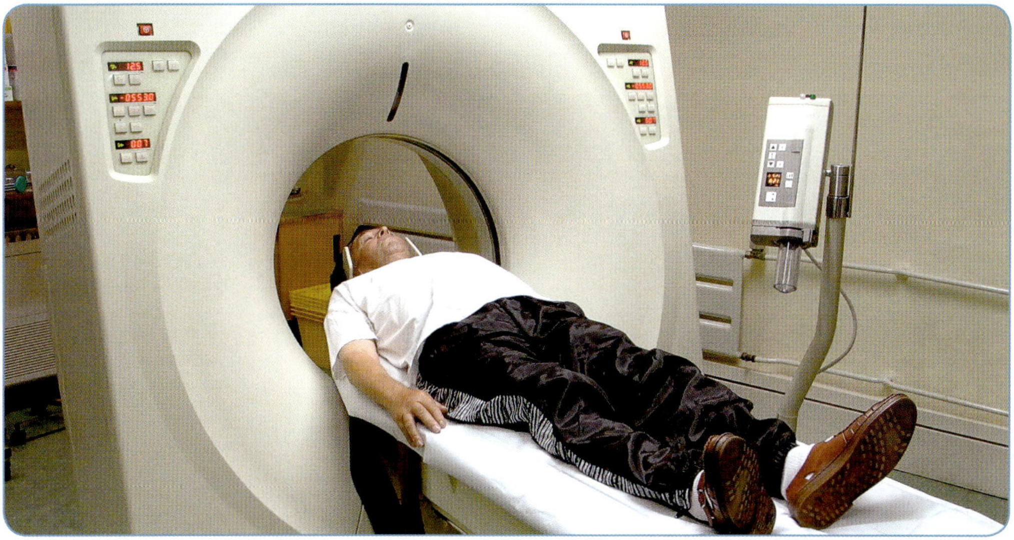

Patient im CT

für Schicht darstellen. Wie beim Schnittkäse Scheibe für Scheibe geschnitten wird, so tastet auch der Röntgenstrahl die Bilder vom Kopf Lage für Lage ab. Es entstehen Schwarzweißbilder, auf denen man mit einiger Übung die Lage und Ausdehnung des schlaganfallbetroffenen Hirnabschnittes als dunkle Zone erkennen kann.

„Ich muss in die Röhre"

So hört man immer wieder von Patienten - unterschiedslos ob es sich um eine CT- oder eine MRT-Untersuchung handelt. Tatsächlich kann man nur beim MRT noch von einer „Röhre" sprechen.

Für die CT-Aufnahme liegt der Schlaganfallpatient auf einer Liege. Er wird mit dem Kopf in die runde, maximal 100 Zentimeter tiefe Öffnung des Computertomographen geschoben. Die Untersuchung ist für den Patienten schmerzlos. Er ist jedoch den Röntgenstrahlen ausgesetzt.

DIE KERNSPINTOMOGRAPHIE (MAGNETRESONANZTOMOGRAPHIE/MRT)

Ähnlich der Computertomographie liefert die Kernspintomographie ein detailgenaues Bild der Gewebeschichten. Im Unterschied zur CT kommen beim Kernspintomographen keine

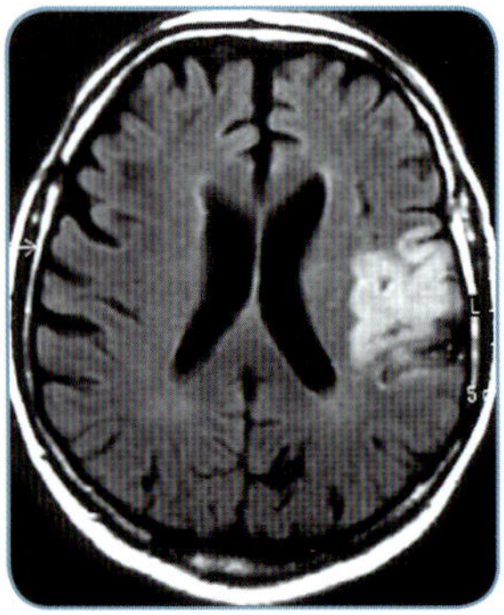

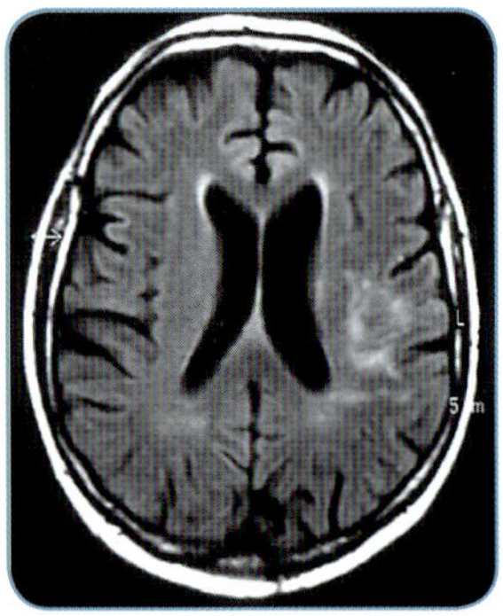

Das Gehirn eines Patienten, aufgenommen im Magnetresonanz-Tomographen, drei und 18 Tage nach einem Schlaganfall durch Unterbrechung der Blutzufuhr in einem Teil des Versorgungsgebiets der linken mittleren Hirnarterie. Die geschädigten Regionen sind weiß zu sehen. Die Rückbildung der Schädigung ist deutlich erkennbar.

Röntgenstrahlen zum Einsatz. Es ist eine Untersuchung ohne Strahlenbelastung. Ein so genannter Magnetresonanztomograph, auch MRT genannt, dient als Aufnahmegerät. Er arbeitet mit elektromagnetischer Hochfrequenzstrahlung. Hierbei ist erforderlich, dass der Patient auf einer Liege mit dem ganzen Körper in das röhrenförmige MRT-Gerät geschoben wird. Die Untersuchung dauert in der Regel länger als das CT und das MRT-Gerät erzeugt während der Untersuchung ein lautes hämmerndes Geräusch. Das MRT-Verfahren stellt die Gehirnstrukturen genauer als ein CT dar. Vor allem Durchblutungsstörungen lassen sich mit dem MRT früher und besser nachweisen als mit dem CT. Allerdings sind MRT-Geräte (noch) deutlich teurer als CT-Geräte, daher können nicht alle Kliniken über ein solches Gerät verfügen.

DIE POSITRONENEMISSIONS-TOMOGRAPHIE/PET

Die Positronenemissionstomographie gehört zwar nicht zur üblichen Diagnostik bei Schlaganfallpatienten, aber diese Methode hat das Wissen um die Vorgänge im Gehirn ganz erheblich vorangebracht. Bei der PET kann man dem Gehirn sozusagen „live“ bei der Arbeit zusehen. Das Prinzip der PET-Darstellung beruht auf der Tatsache, dass die Nervenzellen im Gehirn bei ihren Aktivitäten Energie verbrauchen. Steigt die Stoffwechselrate und die Durchblutung in einem Teil des Gehirns an, stellt die PET das als Aktivität dieses Bereiches farbintensiv dar. Die Daten werden computergestützt in ein Schichtbild verwandelt, das Gehirnareale zeigt, die aktuell „bei der Arbeit“ sind.

UNSER WICHTIGSTES ORGAN: DAS GEHIRN

Unser Körper – das Produkt von Jahrmillionen Evolution – schützt kein Organ so massiv wie das Gehirn. Herz und Lunge sind von einem Spalier aus Rippen, die Stöße und Schläge abhalten, geschützt, doch nur das Gehirn ist rundum von einer festen Knochenschale, der Schädelhöhle, gesichert. Es ist die Zentrale, die alle Lebensfunktionen steuert. Das Gehirn ist das Zentrum aller Sinnesempfindungen und willkürlichen Handlungen, Sitz des Bewusstseins, des Gedächtnisses und aller geistigen und seelischen Leistungen.

Aus guten Gründen haben wir auch unsere Identität ethisch und rechtlich mit dem Gehirn und seinem Tod verknüpft und nicht etwa mit dem Herzen, der Lunge oder der Leber.

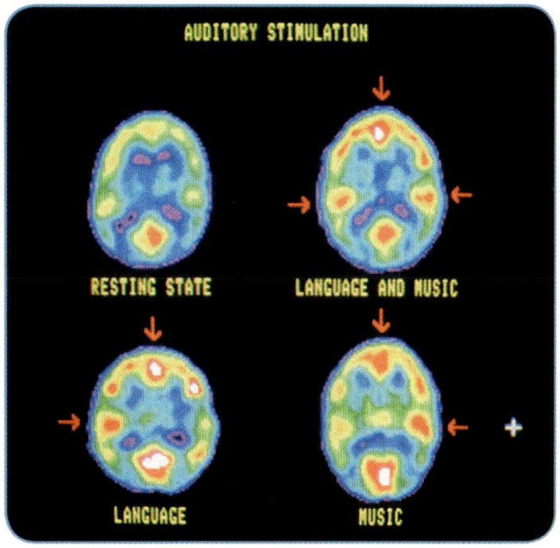

Die PET stellt aktive Gehirnbereiche farbintensiv dar.

Die Kommandozentrale tauscht die Seiten

Das Großhirn unterteilt sich in zwei Hälften, die man auch Hemisphären nennt. Beide Hälften sind durch mehrere Nervenfaserbündel miteinander verbunden. Über diese Brücken fließen ständig Informationen hin und her. Jede Hirnhälfte ist für eine Körperhälfte zuständig. Die rechte Hirnhälfte kontrolliert die linke Körperseite und umgekehrt. Jede Hälfte empfängt Informationen von der entgegengesetzten Körperhälfte und erteilt auch Befehle dorthin. Wenn wir zum Beispiel unsere linke Hand heben, ist dafür die rechte Hirnhälfte verantwortlich. Die Hirnhälften praktizieren so eine Art Arbeitsteilung. Sie sind unterschiedlich spezialisiert. Bei 95 % der Rechtshänder ist das Sprachzentrum in der linken Gehirnhälfte verankert. Bei Linkshändern ist es aber nicht genau umgekehrt. Rund 70 % haben das Sprachzentrum auf der linken Seite, die restlichen 30 % haben ihr Sprachzentrum auf beiden Seiten. Bei Linkshändern scheinen die Funktionen nicht so eindeutig auf eine Gehirnhälfte beschränkt zu sein. Wenn Schlaganfallpatienten eine Sprachstörung haben, eine Aphasie, sind meist die linke Hirnhälfte und die rechte Körperhälfte betroffen.

Maria Brunsch (s. S. 14), deren Schlaganfall in der rechten Hirnhälfte stattfand, ist linksseitig behindert. Sie hatte aber nie Schwierigkeiten zu sprechen.
Friedel Müllers (s. S. 95) Schlaganfall fand in der linken Hemisphäre statt. Daher hat er bis heute leichte Sprachprobleme und seine rechte Hand ist gelähmt.

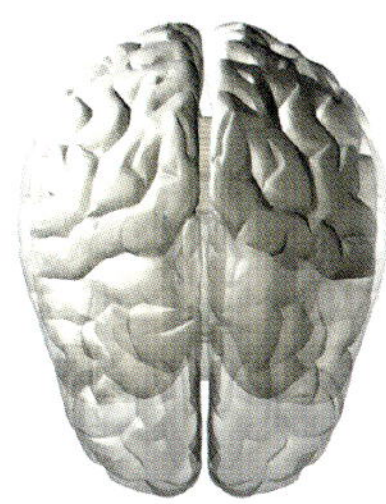

Das Großhirn ist in zwei Hemisphären unterteilt. Die linke Hirnhälfte kontrolliert die rechte Körperseite und umgekehrt.

Wenn wir uns ändern, ändert sich unser Gehirn

„Wenn wir uns ändern, ändert sich unser Gehirn – lebenslänglich.“ Das ist die wichtigste neue Einsicht aus dem Bereich der Neurobiologie. Das Gehirn ist mit Abstand unser flexibelstes Organ, wenn auch diese Veränderungen nicht so offensichtlich

sichtbar sind wie etwa bei einem Muskel, der wächst, wenn er trainiert wird. Es ist eher vergleichbar mit der Festplatte eines Computers, der man äußerlich auch nicht ansieht, wenn sich ihr Inhalt ändert.

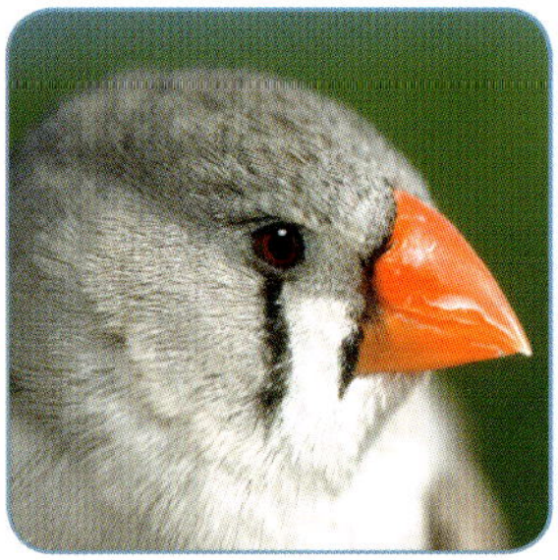

Die Botschaft der Zebrafinken

„Nervenzellen können sich neu bilden." Diese gute Nachricht verdanken wir Versuchsreihen mit Singvögeln. Durch eine genaue Analyse von Tonbandaufnahmen der Vogelstimmen fand man heraus, dass Kanarienmännchen im Herbst ihren Gesang verlieren, im nächsten Frühjahr jedoch wieder singen können. Das führte zu der Vermutung, dass im Herbst die Zellen im Gehirn absterben und im Frühjahr wieder nachwachsen. Um diese Hypothese zu prüfen, wandten Wissenschaftler die Technik der „induzierten Apotose" bei Zebrafinken an, das heißt, sie zerstörten die zuständigen Zellen künstlich. Hierdurch verloren einige Tiere ihre Fähigkeit, die Melodie zu singen, ähnlich wie die Kanarienvögel im Herbst. Der Zelluntergang bewirkte jedoch auch die Neubildung von Nervenzellen, die im Vergleich zur Kontrollgruppe ohne künstlichen Zelltod auf das Dreifache anstieg. Erstaunlicherweise kehrte mit dieser Neubildung der Neuronen auch die Fähigkeit zurück, die alten Melodien wieder zu singen! Die Tragweite dieser Beobachtung ist kaum zu überschätzen, wurde doch hiermit erstmals gezeigt, dass die Neubildung von Neuronen und deren Einbau in funktionierende Strukturen *im Prinzip* möglich ist. Diese „neuronale Plastizität" ist eine einzigartige Leistung des Gehirns, die speziell auch für Schlaganfall-Betroffene eine immense Bedeutung hat.

Das Wunder der Plastizität des Gehirns

Bei einem Schlaganfall sterben zahlreiche Zellen im Gehirn ab. Sie sind endgültig verloren. Dieser Zelltod löst jedoch sofort körpereigene Mechanismen zur Schadensbegrenzung aus. Im Umfeld des zerstörten Gewebes bilden die überlebenden Zellen spezielle Eiweiße (Proteasen) zur Trümmerbeseitigung aus. Regelrechte Reparaturtrupps begrenzen den Schaden und fördern gleichzeitig die Bildung neuer Verbindungen zwischen den Nervenzellen. Unreife Nervenzellen wandern an den Ort der Zerstörung und verwandeln sich dort in voll funktionsfähige Neuronen. Die bei einem Schlaganfall verlorenen Erinnerungen und Fähigkeiten kehren zwar durch diese Soforthilfe im

Gehirn nicht zurück. Aber die Reparaturarbeiten schaffen in anderen Hirnbereichen Ersatz für die zerstörten Schaltkreise. Diese Neuprogrammierung kann man gezielt unterstützen. Das gelingt besonders gut bei der Motorik, der Sprache und dem Sehen. Mit dem neuen Wissen vom Gehirn hat die Rehabilitation von Schlaganfallbetroffenen eine nicht zu überschätzende Aufwertung bekommen. Durch gezieltes Lernen übernehmen gesunde Hirnbereiche die Aufgaben der geschädigten oder zerstörten Zellen. Patienten erlernen ihre Fähigkeiten neu, sie können Handlungen wieder ausführen, zu denen sie nach dem Schlaganfall nicht mehr in der Lage waren. Das ist die Chance für eine gelungene Rehabilitation!
Wir verstehen aber noch nicht, wie sich bei dieser „Neurogenese“ neue Nervenzellen in alte Verschaltungen einfügen und welche Funktion sie dann übernehmen. In der Zukunft wird sich klären, ob man solche Neubildungen von Nervenzellen auch gezielt durch Medikamente auslösen kann.

Üben, üben, üben ...

Der mit Abstand größte und jüngste Teil des Gehirns ist die Großhirnrinde (Cortex cerebri). Hier findet das Lernen statt. Die Faktoren, welche die Lernfähigkeit des Gehirns beeinflussen, verstehen wir mittlerweile so gut, dass wir gute Lernbedingungen von schlechten unterscheiden können. Ein hirnangepasstes Lernen nutzt die Effekte ständiger Wiederholung: *„Üben, üben, üben“*, denn es bedarf sehr vieler Wiederholungen, bis sich die entsprechende Veränderung in der Gehirnrinde verankert hat.

Lernen „mit Gefühl“

Auch akute emotionale Erregung kann zur besseren Speicherung von Lerninhalten beitragen. Forschungen haben zu dem verblüffenden Ergebnis geführt, dass Menschen ohne Emotionen nicht fähig sind, etwas Vernünftiges zu denken, geschweige denn zu lernen. Da hilft auch kein hoher IQ. Vor allem die Fähigkeit, Wichtiges von Unwichtigem zu unterscheiden, ist nicht von der Fähigkeit zu fühlen zu trennen. Das erklärt, warum man sich so detailgenau an den ersten Kuss oder auch an Erlebnisse aus dem Krieg erinnern kann. Schlaganfallbetroffene berichten, dass ihnen eine Übung plötzlich erstaunlich gut gelingt, wenn sie wütend darüber werden, dass die Fortschritte

DIE NEUEN CHANCEN DER REHA

Patienten nach einem Schlaganfall stellen die größte Gruppe von Menschen in der neurologischen Rehabilitation dar. Motorische Defizite sind die mit Abstand häufigsten Symptome und kommen etwa bei 90% der Schlaganfallpatienten vor.
Der größte Umfang der Rückbildung kann in den ersten zwölf Wochen erwartet werden; beim mittelschweren bis schweren Schlaganfall kann die Verbesserung der Funktionen über Monate, manchmal auch Jahre andauern. Ein professionell angeleitetes aktives und repetitives Bewegungstraining ist das Rückgrat der Therapie. Dabei ist die Motivation und Mitarbeit der Patienten von entscheidender Bedeutung für den Erfolg.

in der Beweglichkeit so langsam sind. Das neue Wissen über die Rolle der Gefühle beim Lernen verbessert auch die Ergebnisse der Rehabilitation von Schlaganfallpatienten. Heftige Emotionen erleichtern Neuverschaltungen im Gehirn. Das konnte auch bei Patienten unter Hypnose beobachtet werden. Es verdient noch mehr Beachtung.

„Bewegtes“ Lernen

Auch ohne das neue Wissen der Gehirnforschung zu kennen, lief der alte Sokrates während seiner Seminare mit seinen Schülern grundsätzlich immer umher. Er nutzte so die anregende Wirkung von Bewegung und guter Sauerstoffversorgung. Allein die Bewegung des Mundes, aber auch die der Beine und Finger stimulieren die Durchblutung der grauen Zellen. Zwar vereinnahmen die Hände nur 2% unserer Körpermasse, sie aktivieren aber 60% des Gehirns. Die Extremitäten sind also ein perfekter Aktivator für den Kopf. Grundschulkinder, denen man bewegliche, wippende und schaukelnde Sitzmöbel zur Verfügung gestellt hatte, konnten sich besser konzentrieren und verbesserten ihre Lernleistungen. Nutzt man das neue Wissen vom Gehirn intelligent, dann kommt man mit weniger Pauken und mehr Spaß zum Ziel. Bewegung und Gefühle sind die Verbündeten des neuen Lernens. Das gilt besonders auch für Schlaganfallbetroffene in der Rehabilitation.

9

„ICH HABE GEKÄMPFT BIS ZUR ERSCHÖPFUNG."

DIE GESCHICHTE DES FRIEDEL MÜLLER

Wenn Sie im Sommer das reizvolle Nahetal im äußersten Südwesten Deutschlands besuchen und auf den Radwanderwegen entlang des kleinen Flüsschens oder durch die Weinberge radeln, könnten Sie Friedel Müller treffen. Er wird Ihnen auf jeden Fall auffallen, denn Friedel Müller fährt ein unübersehbares rotes Liegerad und fällt durch sein farbbewusstes, modisches Outfit schon von ferne ins Auge.

Ein ungewöhnlicher Mann – ein ungewöhnlicher Patient

Man muss ein sehr genauer Beobachter sein, um beim Anblick des sportlichen Mannes in den besten Jahren etwas Ungewöhnliches zu bemerken. Und doch versteckt sich hinter der optimistischen Optik eine verzweifelte Schlaganfallgeschichte, ein jahrelanger Alptraum.

Friedel Müller aus Hargesheim bei Bad Kreuznach erlebt in jungen Jahren einen schweren Schlaganfall aufgrund einer nicht

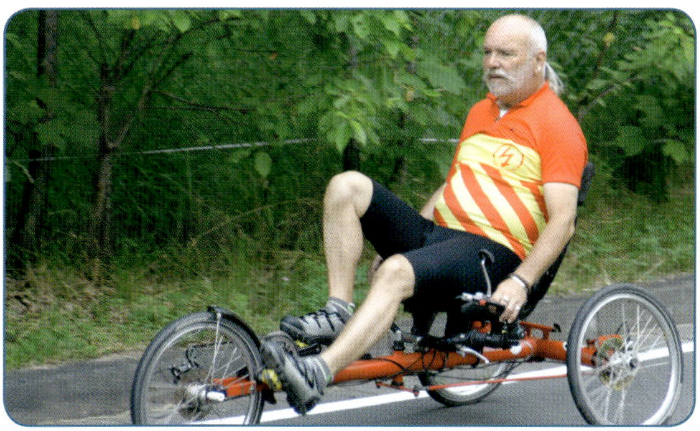

Friedel Müller auf seinem Liegerad

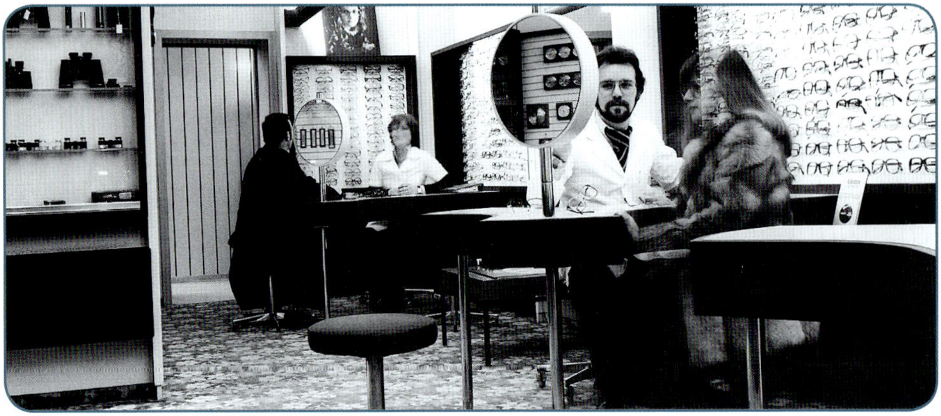

Der Schlaganfall traf Friedel Müller (vorne links) während seiner Arbeit im Optikerladen.

erkannten rheumatischen Erkrankung der Gefäße. Der Schlag trifft ihn völlig unvorbereitet. Er wird nicht richtig diagnostiziert, geschweige denn ursächlich behandelt. Er gilt als irreversibel gelähmt. Ein lebenslänglicher Pflegefall. Seiner jungen Frau wird zu einer Heimeinweisung geraten.
Einen krasseren Gegensatz als diese Prognose und der Anblick von Friedel Müller heute kann man sich schwer vorstellen. Sein Beispiel zeigt geradezu lehrbuchhaft die ungeheuren Potenziale einer Rehabilitation, die auf Bewegung setzt.

DER TAG, DER ALLES ÄNDERTE

Doch um das zu verstehen, muss man die ganze Geschichte kennen. Friedel Müller hat sie unzählige Male erzählt. Aber sie hat nichts von ihrer Kraft verloren: *„Das Ereignis war genau am 28. April 1989, abends um 17.45 Uhr. Das war der berühmte Tag X."* Friedel Müller ist damals 39 Jahre alt und arbeitet als Optiker in einem bekannten Fachgeschäft in Bad Kreuznach. Seine Beratungen gelten als besonders kompetent und er macht gute Umsätze. Der Schlaganfall ereignet sich während seiner Arbeitszeit. Er nimmt die Symptome zuerst nicht ernst und will sich auch vor den Kunden nichts anmerken lassen.

„Zuerst hatte ich so ein komisches Gefühl, warm und kalt, wie bei einem Kreislaufkollaps. Aber ich habe nicht gedacht, dass das etwas Schlimmes sein könnte. Dann sah ich Doppelbilder. Ein Auge, das rechte, hatte so einen Zoom. Ich sah zwei Bilder und das eine Bild ging weg."

Der Spuk im Optikerladen

Herr Müller glaubt zunächst an einen Schwächeanfall und geht schnell mal zum nahe gelegenen Apotheker. Der misst seinen Blutdruck und stellt einen utopisch hohen Wert fest. Trotzdem rät er unverständlicherweise: *„Gehen Sie dreimal um den Häuserblock, dann wird's schon wieder gut."*

Friedel Müller schießen alle möglichen Ursachen für diesen ungewohnten Zustand durch den Kopf und er findet auch eine Erklärung:

„Ich dachte, ich bin überarbeitet. Zwei Tage vorher hatte meine Frau Geburtstag und wir haben ganz schön kräftig bis in die Puppen gefeiert. Da hab ich gedacht, es ist Überanstrengung oder es ist zu viel Alkohol geflossen und zu viel gegessen worden. Aber ich habe nie daran gedacht, dass es eventuell ein Schlaganfall sein könnte."

Bei einer Kundenberatung tritt plötzlich die Lähmung im Arm auf. Eine Karteikarte fällt ihm aus der Hand. Dann erreicht die Lähmung das Bein und zum Schluss kommt auch noch der Sprachverlust hinzu.

„Ich habe die Brille angepasst, ausprobiert, ob alles gut sitzt, ob die Kundin gut sieht. Sie wollte dann den Preis wissen. Ich antwortete ihr, aber sie schaute mich ganz verwirrt an. Sie sagte immer wieder: ‚Herr Müller, ich verstehe Sie nicht.' Das war komisch, denn ich habe gar nicht gemerkt, dass keine Sprache aus meinem Mund herauskommt. Ich hatte mich innerlich sprechen hören. Aber für die Kundin war das nicht hörbar. Das ging so ein-, zweimal hin und her und dann plötzlich war die Sprache wieder da."

Schmerzen hat Friedel Müller keine. Trotzdem wendet er sich nach diesem höchst irritierenden Zwischenfall endlich telefonisch an seinen Hausarzt. Der schickt ihn sofort ins nahe gelegene Krankenhaus. Dort angekommen wird Friedel Müller bewusstlos.

„In dem Moment wurde alles schwarz vor meinen Augen. Da war ich weg und bin dann erst wieder auf der Intensivstation aufgewacht."

Alptraum Intensivstation

Die Intensivstation, auf der Friedel Müller sich wiederfindet, ist keine Schlaganfall-Spezialstation, geschweige denn eine Stroke Unit. Die gibt es damals noch nicht. Es gibt auch noch keine Lyse-Therapie, die vielleicht in Frage gekommen wäre und die Folgen gemindert hätte. Kurzum, Ärzte hatten Ende der 80er Jahre in dieser Situation wenig Handlungsoptionen. Im Zweifelsfalle versuchte man, die Patienten nach bestem Wissen und Gewissen zu versorgen, in der Hoffnung, dass sich spontan etwas bessert. Im Falle von Friedel Müller waren die Ärzte wahrscheinlich auch noch zusätzlich verunsichert und ängstlich, weil er ungewohnt jung für einen Schlaganfallpatienten war. Die ersten Stunden nach dem Aufwachen entwickeln sich zum Alptraum. Allein im dunklen Zimmer erschließt sich Friedel Müller nur häppchenweise seine neue Realität.

„Ich bin aufgewacht auf der Intensivstation. Ich war verkabelt, rechts, links, und im ersten Moment war das wie ein Schock. Durch die offene Tür habe ich auf dem Flur schemenhaft eine Gestalt im blauen Kittel gesehen. Ich habe dann versucht, diese

APHASIE, DIE SPRACHSTÖRUNG

Bei etwa einem Drittel der Schlaganfall-Patienten tritt eine Sprachstörung auf, die so genannte Aphasie. Wie bei allen Folgen des Schlaganfalls sind auch bei der Aphasie die Symptome von Patient zu Patient variabel. Je nachdem welche Hirnregion geschädigt ist, kann die gesamte Sprachfunktion, also die motorische Leistung des Sprechens, aber auch das Sprachverständnis, das Lesen, das Schreiben oder auch Teilfunktionen von allem gestört sein.

So konnte Friedel Müller nach seinem Schlaganfall lesen und Texte verstehen. Er konnte sie aber nicht laut vorlesen. Bei der Aphasie ist die Umsetzung der gedachten Worte in eine verständliche Sprache durch eine Hemmung der Sprechmuskeln beeinträchtigt. Die Betroffenen können in Gedanken ganz normal mit der Sprache umgehen, die Sätze aber nicht mehr aussprechen.

Für Patienten ist diese Sprechstörung eine quälende Erfahrung. Man spricht vom „Kerker der Sprachlosigkeit“, denn die Sprache ist das wichtigste Kommunikationsmittel des Menschen und Basis seines Kontaktes zur Umwelt. Deprimierend und verletzend ist auch die häufige Erfahrung der Aphasiker, als betrunken oder gar geistig behindert eingestuft zu werden.

Vor diesem Hintergrund zeigt sich die Bedeutung der Sprachheilbehandlung, der Logopädie. Logopäden versuchen mit viel Einfühlungsvermögen und Geduld, die Sprache ihrer Patienten zurückzugewinnen. Wie bei allen Maßnahmen der Rehabilitation hängt auch bei der Aphasie der Erfolg der Bemühungen in ganz besonderer Weise von der Motivation und aktiven Mitarbeit der Patienten ab.

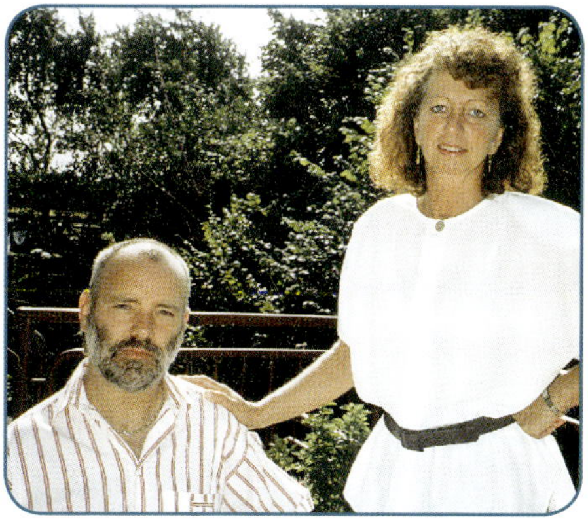

Friedel Müller und seine Frau vor dem „Tag X"

Schwester zu rufen, weil ich großen Durst hatte. Die Schwester hat aber auf mein Rufen nicht reagiert. Ich habe immer wieder gerufen: ‚Schwester, ich brauche etwas zu trinken.' Nichts passierte. Dann habe ich in meiner Verzweiflung mit dem linken Bein gegen den Nachttisch getreten. Es ist mir zunächst gar nicht aufgefallen, dass auch das nicht normal für mich ist. Ich bin ein Rechtshänder, also auch ein Rechtsfüßer, trotzdem habe ich nur das linke Bein benutzt. Dann endlich, nach weiteren kräftigen Tritten ist die Schwester hellhörig geworden. Sie kam und sah mich ernst an: ‚Herr Müller, ich muss Ihnen etwas sagen. Sie hatten einen Schlaganfall. Sie sind rechtsseitig gelähmt. Sie können nur die linke Seite gebrauchen. Und Ihre Sprache ist weg.'"

Friedel Müller hat eine Teilaphasie, eine Sprachstörung, bedingt durch den „Untergang" von Hirnzellen im Sprachzentrum, das sich normalerweise in der linken Hemisphäre befindet. Auch bei Friedel Müller ist die linke Gehirnhälfte betroffen.

„Hilflos war ich, sehr hilflos, als meine Frau kam. Es war schlimm. Ich habe gedacht, es wäre zu Ende. Die Tränen sind bei uns beiden geflossen."

Seine Frau erinnert sich: *„Wir hatten beide Angst, dass er stirbt. Ich habe mit ihm geredet; verstehen konnte er mich ja, nur sprechen konnte er nicht. Ich hab gesagt: ‚Friedel, das wird wieder. Du wirst wieder gesund und ich halte zu dir. Wir stehen das durch!'"*

DER ABSOLUTE TIEFPUNKT

1989 war der absolute Tiefpunkt in Friedel Müllers Leben. In den ersten Wochen wurden die Schwierigkeiten erst richtig deutlich. Der Hargesheimer hatte das Gefühl, alles noch einmal neu lernen zu müssen.

„Wie komme ich aus dem Bett? Wie komme ich zur Toilette? Funktioniert mein Darm noch? Ich konnte in der ersten Zeit gar nicht gehen. Ich brauchte einen Rollstuhl. Ich war so beschämt,

dass ich niemand anderen als meine Frau an mich heranlassen wollte. Einmal ging der Rollstuhl nicht durch die Toilettentür, ein anderes Mal musste mich meine Frau auf die Toilette heben. Für Doris war das mindestens ebenso eine Qual wie für mich, denn sie hatte immer Angst, dass dabei etwas passieren würde …"

Doris Müller ist eine vorsichtige Frau, die auf die neue Situation in keiner Weise vorbereitet ist: *„Auch für mich war es sehr schwer. Ich habe mich, ganz ehrlich gesagt, anfangs geschämt, als er so im Rollstuhl saß. Er war ja ein ganz armer Mensch. Aber Gott sei Dank hat er sich nicht geschämt! Nie! Das hat mich dann auch ermutigt."* Ihr Mann schafft es deutlich schneller, sich auf die veränderte Situation einzustellen:

„Meine Welt war eingestürzt. Aber für meine Frau noch mehr. Heute sehe ich das so. Sie war mit ihren Ängsten viel mehr allein gelassen als ich. Um mich, den ‚armen' Schlaganfallpatienten, kümmerten sich alle liebevoll. Ich hatte nette Schwestern, ich hatte Ärzte, die ständig nach mir geschaut haben. Ich war damals vor 16 Jahren ja ein Exot, allein vom Alter her. Da wollten die Ärzte erst recht keinen Fehler machen."

Heute weiß man, dass die Rehabilitation – im wahrsten Sinne des Wortes – sofort nach dem Schlaganfall beginnen muss. Jede ungenutzte Minute verschenkt Chancen. Je dichter am Ereignis, desto stärker wirkt eine Stimulation des Gehirns durch gezielte Bewegung in Richtung Reparatur und Neuorganisation der Nervenzellen.

Der Nachttisch auf der falschen Seite

Friedel Müller trifft der Schlaganfall, als dieses Wissen noch nicht Eingang in die Praxis gefunden hat. Es vergehen Tage ohne gezielte Förderung. Selbst die einfachsten Grundlagen der frühen Rehabilitation waren nicht bekannt:

„Man wusste mit dem Schlaganfallbetroffenen gar nicht viel anzufangen. So stand zum Beispiel mein Nachttisch links. Damit wurde automatisch meine gelähmte Seite außer Acht gelassen. Ich hatte gar nicht die Chance, mit der rechten Hand etwas zu greifen, weil alles links stand."

Friedel Müller hat trotzdem Glück im Unglück. Er trifft in dieser Anfangszeit einen Pfleger, der gleichzeitig Krankengymnast ist. Dieser Mann erkennt die Potenziale des ungewöhnlichen Patienten.

Er setzt sich über übliche Krankenhausregeln hinweg und übt mit Friedel Müller buchstäblich in jeder freien Minute:

„Pirmin Sutter steckte mich in ein Vorkriegs-Gehmodell, das war selbst zusammengeschweißt, wie so ein Kinderlaufstall, vorne ein Bogen, hinten offen, und hinten waren zwei Gurte dran. Damit hat er mich festgeschnallt und einmal, zweimal am Tag das Gehen mit mir geübt. Das war das Erste, was mir richtig gut getan hat. Das ständige Üben hat verhindert, dass depressive Gedanken hochkamen. Das war mein großes Glück. Ich habe sofort angefangen zu kämpfen."

ENDLICH DIE RICHTIGE DIAGNOSE

Die erste Euphorie bekommt bald einen Dämpfer, als Friedel Müller merkt, wie langsam es aufwärts geht. Er ist ungeduldig.

PSYCHISCHE FOLGEN DES SCHLAGANFALLS

Nach einem Schlaganfall findet sich der Mensch in einer Ausnahmesituation, die fast immer mit einer großen Traurigkeit und Verzweiflung über den schweren Schicksalsschlag einhergeht. Die Stimmung ist gedrückt. Angst, Grübeln und Schlafstörungen sind in dieser Situation eine verständliche Reaktion. Die Ursache für negative Emotionen und Antriebslosigkeit kann aber auch eine direkte Folge der Schädigung des Gehirns sein, denn auch die Gefühle werden vom Gehirn gesteuert. Etwa die Hälfte der Schlaganfallpatienten leidet unter einer depressiven Verstimmung, oft verbunden mit einer Antriebsstörung.
Es ist wichtig, diese psychischen Folgen des Schlaganfalls ernst zu nehmen und sofort zu behandeln, denn sie behindern die Rehabilitation ganz erheblich. Eine Untersuchung des Arztes hilft herauszufinden, welche Ursache die psychischen Störungen haben, und er kennt Wege aus der Krise. Liegt eine Depression vor, eine so genannte **P**ost-**S**troke-**D**epression (PSD), so gibt es heute Präparate mit geringen Nebenwirkungen, die neue Generation der Antidepressiva.

Andere häufige psychische Störungen sind Angststörungen und die so genannte Affektinkontinenz, eine emotionale Labilität, die zu plötzlichem, unbegründetem Weinen oder auch überraschenden Lachanfällen führt. Sie bedeuten gerade für Angehörige beunruhigende Verhaltensveränderungen der Betroffenen. Menschen, die früher nie geweint haben, weinen plötzlich auch ohne Anlass. Sie sind leicht erregbar oder neigen auch ohne erkennbaren Grund zu emotionalen Ausbrüchen. Alle diese Störungen bedürfen einer guten Diagnose und Therapie, damit der Erfolg der frühen Rehabilitation nicht infrage gestellt wird.

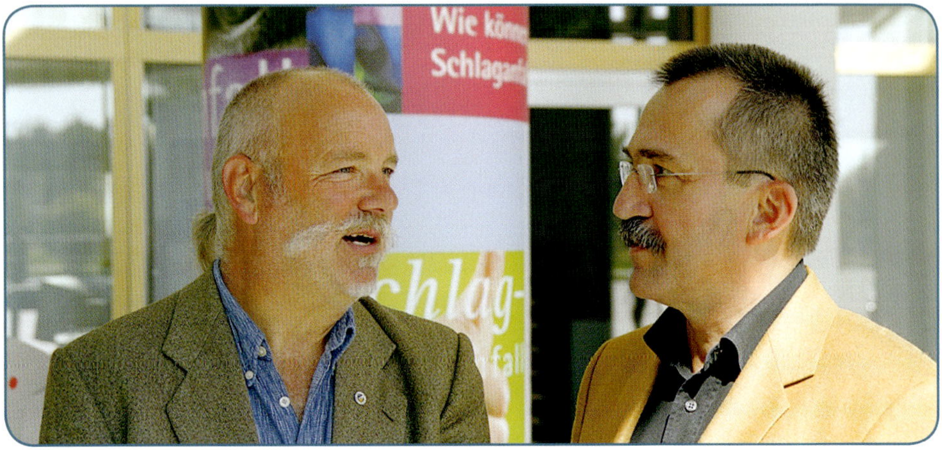

Friedel Müller und sein Arzt Dr. Andreas Hachgenei

Es geht ihm alles nicht schnell genug. Nach zwei Wochen wird er in die Neurologische Klinik nach Meisenheim verlegt. In Meisenheim trifft er einen Arzt, der ihm endlich eine genaue Diagnose seiner Schlaganfallursache nennen kann. Dr. Andreas Hachgenei findet heraus, dass Friedel Müller an einer rheumatischen Erkrankung leidet, die zu Entzündungen seiner blutführenden Gefäße führt.

Heute treffe ich Dr. Hachgenei, Leiter der Klinik. Auch nach 16 Jahren ist ihm der Patient Friedel Müller noch ein Begriff:

„Ich kann mich sehr gut an Herrn Müller erinnern. Er war ja ein ungewöhnlich junger Schlaganfallpatient. Wir haben ihn aus einer Akutklinik übernommen. Während seines Schlaganfalls wurden extrem hohe Blutdruckwerte gemessen. Damit schien klar zu sein, warum Herr Müller diesen Schlaganfall erlitten hat – eben ein durch Bluthochdruck bedingter Schlaganfall. Wir haben direkt, nachdem Herr Müller zu uns kam, eine Computertomographie angefertigt. Wir fanden entsprechend der Symptome von Herrn Müller ein Schlaganfallareal auf der linken Seite im Gehirn. Überrascht hat uns allerdings, dass wir noch zwei weitere kleine Narben gesehen haben, die offensichtlich zu keiner Symptomatik geführt haben.
Dieser Befund hat uns stutzig gemacht und uns veranlasst, sehr genau nachzuschauen, wie es zu diesem Schlaganfall gekommen ist. Schließlich fanden wir heraus, dass eine rheuma-

tische Grunderkrankung vorliegt. Im Rahmen dieser rheumatischen Grunderkrankung ist es akut zu einer Entzündung von Gefäßen gekommen und bei Herrn Müller im konkreten Fall akut zu Entzündungen von Gefäßen im Gehirn. Und diese entzündlichen Gefäßveränderungen haben zu dem Schlaganfall geführt."

Damit besteht für Friedel Müller und seine Ärzte endlich die Chance, einem zweiten Schlaganfall gezielt mit einem risikoarmen Lebensstil und Medikamenten gegen die rheumatische Grunderkrankung vorzubeugen.

Das erste Wort

Der Meisenheimer Klinik war schon damals ein Sprachheilzentrum mit gutem Ruf angeschlossen. Es bietet Friedel Müller die Chance einer professionellen Behandlung seiner Teilaphasie.

Friedel Müller war vor seinem Schlaganfall ein „Vielsprecher"; nicht nur beruflich. Auch privat kommt er mit jedem ins Gespräch und ist immer zu einem neuen Kontakt und einem Schwätzchen bereit. In seiner Heimat sind seine Talente als „Kommunikator" so bekannt, dass viele Vereine stolz auf seine Mitgliedschaft sind. Vielleicht hat ihm diese Begabung auch geholfen, die Verletzungen im Gehirn schnell wieder wettzumachen.

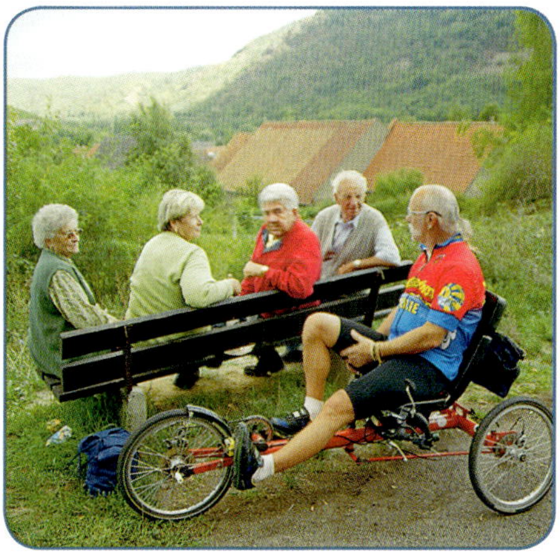

Friedel Müller unterwegs im Nahetal

„Ich habe die Sprache über das Bild, also visuell, wieder erlernt. Durch Schreiben und Sehen. Nach einem Vierteljahr konnte ich wieder sprechen."

Besonders gut kann sich Friedel Müller an sein erstes Wort erinnern. Es fällt in einer Situation heftiger Erregung, ja großer Wut:

„Ich hatte in der Kreuznacher Klinik einen Stationsarzt, der sich meiner Meinung nach unmöglich benommen hat. Er hat im Beisein eines Bettnachbarn und im Beisein einer guten Freundin meiner Frau zu uns gesagt, meine Frau solle mich am besten in ein Pflegeheim stecken."

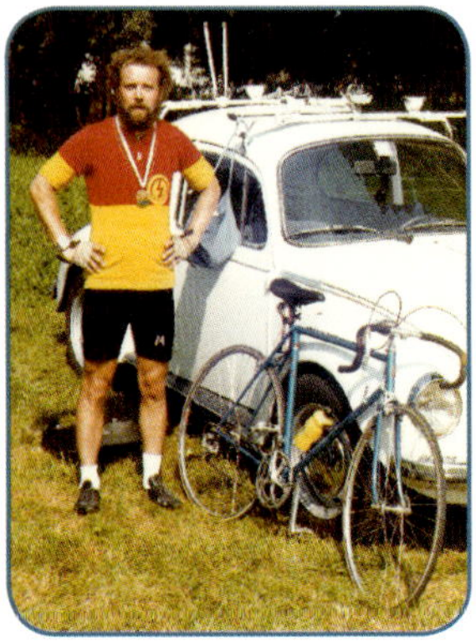

Friedel Müller war und ist ein begeisterter Radfahrer. Dieses Bild entstand nach einer Bodenseerundfahrt 1979.

Auch seine Frau Doris erinnert sich daran: *„Sie sind noch so jung und Sie haben noch relativ kleine Kinder. Sie schaffen das nicht mit Ihrem Mann, denn er wird immer ein Pflegefall bleiben."* Das ist selbst für Friedel Müller zu viel:

„Da hab ich nur noch gedacht, so kann man nicht mit uns umgehen! Ich war so aufgebracht, dass ich, als er draußen war, gesagt habe: ‚Du Arschloch'. Das war das erste Wort, das ich herausposaunen konnte. Das war, als wenn sich eine Blockade in meinem Gehirn gelöst hätte. Ich konnte ja nicht sagen, was ich dachte: ‚Ich zeig es dir, lieber Doktor, ich kann bald wieder laufen und kann bald wieder sprechen und ich gehe nicht ins Heim!' Da war ein solcher Druck dahinter, dass ‚Du Arschloch' rauskam. Danach kam ein Wort nach dem anderen – komischerweise die meisten Worte mit ‚Sch' am Anfang …"

Jahre später in seinen Selbsthilfegruppen erfährt Friedel Müller zu seiner Überraschung, dass es auch anderen Schlaganfallbetroffenen so ergangen ist:

„Ich habe schon viele Betroffene gehört, die als erstes Wort ‚Scheiße' gesagt haben. Das ist oft das Wort, das als Erstes über die Lippen kommt. Es ist erstaunlich, wie viele Betroffene das Wort aussprechen können. Ich habe auch gemerkt, dass viele Leute gerade durch dieses eigentlich verpönte Wort wieder den Mut gefunden haben weiterzumachen …"

Heimliche Gehübungen

Auch in Meisenheim findet Friedel Müller wieder einen Krankenpfleger, der sich über die üblichen Gepflogenheiten hinweggesetzt, um ihm zu helfen. Die beiden kennen sich vom Fußballspielen. Seinen Nachtdienst nutzt Otto Anthes dazu, mit ihm zu üben. Die beiden verstehen sich gut:

„Ich habe ihm gesagt, ich will wieder Fußball spielen. Und da hat er mich gepackt und gesagt: ‚Müllersche, wir üben jetzt!' Wir sind dann spät abends, heimlich, immer treppauf, treppab, drei Stockwerke hoch- und runtergegangen. Wir haben trainiert, stundenlang, immer wieder. Und das sage ich auch heute allen Betroffenen: üben, üben, üben, nur durch das ständige Üben bin ich wieder zum Laufen gekommen."

Die beiden einsamen Kämpfer im nächtlichen Treppenhaus der Klinik in Meisenheim nehmen in den 80er Jahren vorweg, was heute in den Reha-Kliniken als oberstes Prinzip gilt: Neues Lernen unterstützt durch regelmäßige Bewegung.

Gut für Friedel Müller war, dass er vor seinem Schlaganfall sportlich höchst aktiv war. Er war so eine Art Lokalmatador bei den Fußballern, gefürchtet für seine überraschenden Tore, und er war ein erfolgreicher Rennradfahrer. An seine Fußballkarriere konnte er nie wieder anknüpfen, doch Radfahren wollte er unbedingt wieder: *„Ich habe mir schon in der Klinik in Meisenheim überlegt, wie ich das schaffen kann."*

DAS ERSTE FAHRRAD FÜR DAS LEBEN „DANACH"

Es war Friedel Müller bald klar, dass er nie mehr ein normales Fahrrad fahren kann, weil Schlaganfallbetroffene meistens Probleme mit dem Gleichgewichtssinn haben. So auch er. Die Lösung des Problems kann sich heute sehen lassen: ein schickes Liegerad als Sonderanfertigung, speziell für ihn.

Mit diesem Dreirad fährt Friedel Müller inzwischen im Jahr circa 4000 Kilometer und er nimmt auch wieder an den Touren und Sternfahrten des Bundes Deutscher Radfahrer (BDR) teil:

Friedel Müller als einziger Teilnehmer mit Liegerad bei einer Veranstaltung des Bundes Deutscher Radfahrer

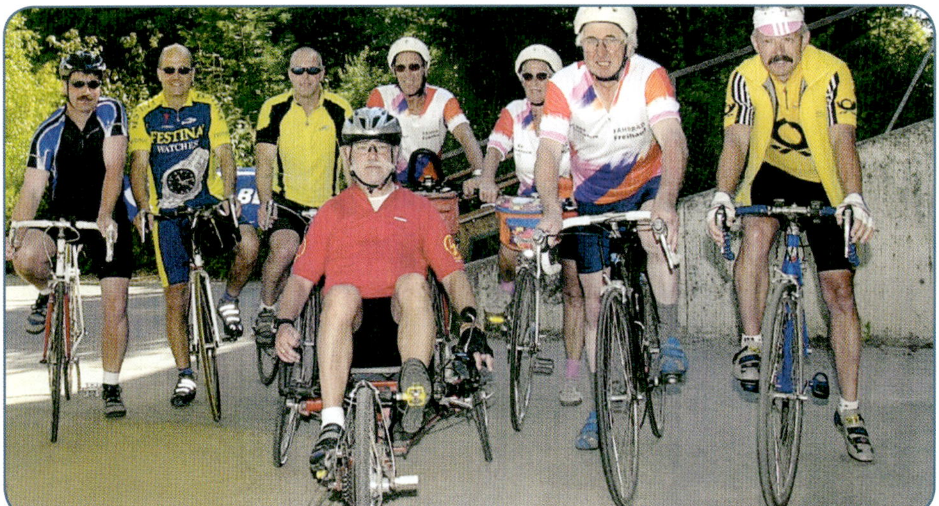

„Mein Liegefahrrad ist ganz wichtig für meine Stimmung. Das merke ich besonders im Winter, wenn ich nicht so viel fahren kann. Das Radfahren kräftigt meine Beinmuskulatur, vor allen Dingen auf der behinderten Seite. Ich kann nur jedem Schlaganfallbetroffenen raten, das einmal auszuprobieren."

Er ist der einzige behinderte Radfahrer in Rheinland-Pfalz, der an den Veranstaltungen des BDR teilnimmt. Da wundert es nicht, dass sein Rad und er bei den „normalen" Zweirad-Sportkollegen im Mittelpunkt des Interesses stehen. Friedel Müller nutzt auch solche Gelegenheiten, um immer wieder auf die Situation der Schlaganfallbetroffenen hinzuweisen.

Die Lähmung der rechten Hand bleibt

Doch es gibt auch Grenzen seiner Rehabilitation und kleine Niederlagen, die ihn schmerzlich an „das Ereignis" erinnern. Bis heute kann Friedel Müller die Lähmung seiner rechten Hand nicht hinnehmen. Experten gehen davon aus, dass nach einer so langen Zeit keine Verbesserung der Funktion mehr zu erreichen ist. Auch Dr. med. Klaus Mattes, der Leiter der Neurologischen Rehabilitationsklinik von Bernkastel-Kues, meint:

„Wir gehen davon aus, dass die besten Rehabilitationschancen im ersten Jahr nach einem Schlaganfall bestehen. Natürlich gibt es danach auch noch Besserungen, aber die sind graduell schwächer. Aber nach 16 Jahren muss man sicher mit einem dauerhaften Defizit rechnen, was bei Herrn Müller vor allen Dingen die Lähmung der Hand bedeutet."

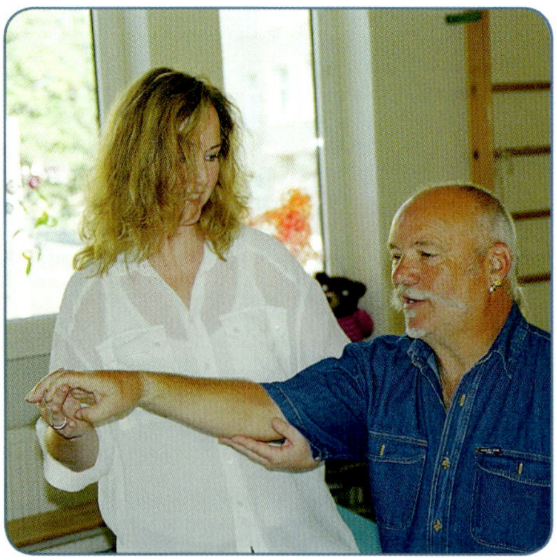

Einmal in der Woche versuchen Friedel Müller und seine Krankengymnastin, die rechte Hand beweglicher zu machen.

Dennoch kämpft Friedel Müller mit seiner Ergotherapeutin Silvia Benkenstein nach 16 Jahren immer noch einmal die Woche bis an die Schmerzgrenze gegen diese Behinderung an:

„Ich wünsche mir so sehr, dass meine rechte Hand nicht nur als Staffage da ist. Manchmal kann ich es kaum akzeptieren, dass ich die rechte Hand nicht aktiver einsetzen kann, zum Beispiel wenn ich ein Glas Marmelade aufmachen will. Da muss ich immer noch meine Frau um Hilfe bitten. Das ist etwas, was mich sehr in Rage bringt. Da ist

schon mal ein Glas aus dem Fenster geflogen! Meine kleine Enkeltochter weiß schon mit ihren vier Jahren, was mit der Hand ist. Wenn wir zum Kindergarten gehen, nimmt sie immer bewusst die gelähmte Hand und sagt: ‚Opa, gib mir diese Hand, ich will, dass sie wieder gut wird.'"

Den Weg von Friedel Müller können sicher nicht alle Schlaganfallbetroffenen nachgehen. Nur wenige verfügen über seine Energie und seinen Ehrgeiz. Und man darf nie vergessen, wie individuell sich das Krankheitsbild ausprägt. Genauso einmalig wie die Schädigung im Gehirn, genauso einmalig ist der eigene Weg aus der Krise.

Der eigene Weg

Geschichten wie die von Friedel Müller kann man niemandem überstülpen. Das würde auch gar nichts bringen – im Gegenteil. Es besteht die Gefahr, dass solche Vorbilder Schuldgefühle bei den Betroffenen auslösen, weil sie selber möglicherweise nicht so viel erreichen können. Vergleiche sind nur

BEACHVOLLEYBALL-WELTMEISTERIN ERLEIDET SCHLAGANFALL MIT 18

Noch immer ist die Meinung verbreitet, der Schlaganfall sei eine Krankheit alter und unsportlicher Menschen. Dieses Vorurteil wurde in den letzten Jahren einige Male kräftig erschüttert. Spitzensportler auf dem Höhepunkt der Karriere wie Deutschlands bester Ringer Alexander Leipold und der Volleyballspieler Ralph Bergmann erlitten einen Schlaganfall.

Das jüngste Beispiel ist die U 18-Welt- und Europameisterin im Beachvolleyball der Saison 2003/04 Laura Ludwig. Am 1. September 2004 schockte die Bild-Zeitung die Fans mit der Headline *„Schlaganfall mit 18!"*.

Weniger als ein Jahr später ist sie bei der Weltmeisterschaft in Berlin wieder dabei. Zusammen mit ihrem Trainer und ihrer Partnerin Sara Goller plant sie eine Profikarriere. Von ihrem Schlaganfall scheint nichts zurückgeblieben zu sein.

Laura Ludwigs Schlaganfall ereignete sich mitten im Training, am Strand von Kiel-Schlicksee. Ihr linker Arm wurde taub, ihre linke Gesichtshälfte hing schlaff herunter. Dann wurde ihr schwarz vor Augen. Die Neurologen der Universitätsklinik Kiel stellten zwei kleinere und einen größeren Hirninfarkt fest. Die Selbstheilungskräfte und Reparaturmechanismen des Gehirns scheinen sie vor Schlimmerem bewahrt zu haben. Die Ärzte konnten keine Folgeschäden feststellen. Die Ursache des Blutgerinnsels blieb allerdings unklar. Zur Vermeidung eines zweiten Schlaganfalls nimmt Laura Ludwig blutverdünnende Medikamente. Sonst hat sich scheinbar nichts verändert. Oder doch? *„Ich genieße jeden Tag viel intensiver als früher"*, meint sie dazu.

schwer möglich. Wenn ein Patient einen Finger am gelähmten Arm wieder bewegen kann, steckt dahinter manchmal eine größere Leistung, als wenn ein anderer am Marathon teilnimmt. Das Wichtigste wird immer sein, den ganz eigenen Weg herauszufinden. Dennoch haben solche Geschichten ihre Berechtigung, denn sie enthalten wertvolle Anregungen. Muster werden sichtbar, die sich dann möglicherweise auch auf die eigene Situation anwenden lassen. Dazu gehört auch die nicht zu unterschätzende Rolle der Angehörigen. Bei Friedel Müller ist es die Beziehung zu seiner Frau Doris.

WER DENKT AN DIE ANGEHÖRIGEN?

Angehörige leiden oft mehr als die Betroffenen selber. Das hat viele Gründe und wird oft übersehen. So wie auch Doris Müller sind die Familienmitglieder plötzlich damit konfrontiert, dass sich der geliebte Mensch extrem verändert: physisch und psychisch. Das allein kann schon einen nachhaltigen Schock auslösen. Auch der natürliche Impuls zu helfen kann zu Frustrationen führen, weil man unsicher ist, was richtig ist. Und oft ist Hilfe überhaupt nicht erwünscht. Doris Müller machte diese Erfahrung schwer zu schaffen. Sie konnte mit der erzwungenen Passivität schwer umgehen:

„Mein Mann wollte alles selbst tun, zum Beispiel Schuhe binden, Reißverschlüsse zuziehen oder die Jacke alleine anziehen. Er konnte das damals ja alles noch nicht. Ich wollte ihm behilf-

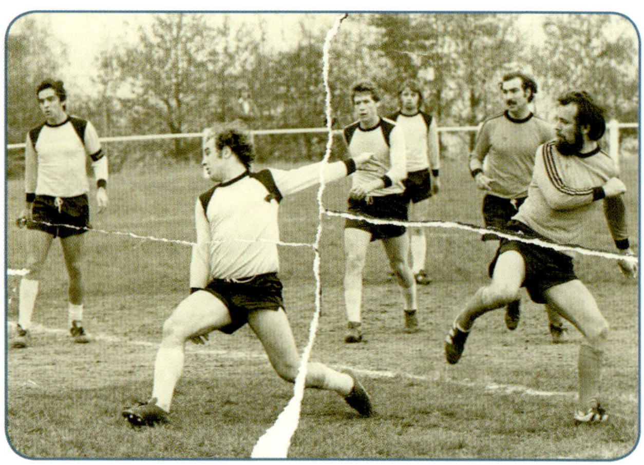

Aus Wut und Frust zerriss Friedel Müller (rechts im Bild) ein Foto aus gesunden Tagen.

SPORT NACH SCHLAGANFALL

Auch beim Thema Sport nach einem Schlaganfall hat sich in den letzten 20 Jahren ein deutlicher Wechsel der Lehrmeinung vollzogen. Wurden früher Schlaganfallpatienten eher geschont, beginnt man heute langsam, die Rolle des Sports bei der Ausheilung von Schlaganfallfolgen zu verstehen. Das neue Wissen über die Beziehung von Bewegung, Emotionen und Lernen (s. S. 93 f.) zeigt, wie ideal Sport alle Maßnahmen der Rehabilitation unterstützt. Der Sport ist oftmals der Motor im Gesundungsprozess und trägt ganz wesentlich zur neuen Lebensqualität bei. Folgeschäden der Behinderung und ein zweiter Schlaganfall können durch Sport verhindert werden. Die Betroffenen lernen spielerisch verlorene Fähigkeiten neu und verankern sie durch Wiederholung im Gehirn. So stehen sie auch im Alltag wieder zur Verfügung. Der Sport mobilisiert auch Herz und Kreislauf. Das verringert oftmals die Verkrampfung, die Spastik der betroffenen Muskulatur. Nicht zuletzt fördern Sportgruppen das Selbstvertrauen und man findet neue Freunde.

Patienten beraten sich am besten mit ihrem Arzt, welche Sportart für sie persönlich vorteilhaft ist. Am Anfang eignet sich Bewegung im Wasser, wie Wassergymnastik oder Schwimmen, am besten. Leider gibt es immer noch zu wenig Sportgruppen nach Schlaganfall.

lich sein, ist ja normal. Aber er wollte das nicht und wurde öfter wütend. Das hat mich sehr gekränkt. Ich dachte, warum lässt er sich nicht helfen? Heute denke ich, es war gut, dass er so war. Damals habe ich es aber nicht verstanden."

Solche Erfahrungen verstärken die Trauer und lösen Ohnmachtsgefühle aus, mit denen die Angehörigen allein dastehen, da sich die Sorge und das Interesse vor allem auf den Betroffenen konzentrieren. Aus diesem Grunde spielen Selbsthilfegruppen gerade für die Angehörigen eine große Rolle. In der Hargesheimer SHG haben sich vier Ehefrauen, deren Männer plötzlich im Rollstuhl saßen, zusammengetan. Endlich können sie ihre Probleme mit Freundinnen besprechen, die wissen, wovon die Rede ist.

Eine gute Beziehung wird besser

In jedem Falle führt der Schlaganfall die Betroffenen und mit ihnen das gesamte soziale Umfeld in eine Krise. Das kann zur Trennung führen, Partnerschaften aber auch stärken:

„Die Beziehung zu meiner Frau ist stärker geworden. Früher war ich ein Mensch, der nur für die Arbeit und den Sport gelebt hat. Da lief die Familie so nebenher. Jetzt bin ich viel mehr für

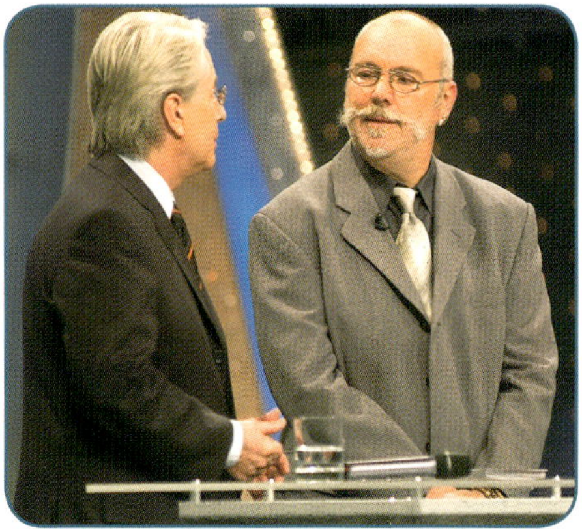

Frank Elstner zeichnete Friedel Müller in der Sendung „Ehrensache" im SÜDWEST-Fernsehen für sein Engagement in Sachen Schlaganfall aus.

meine Familie da und weiß auch, was ich meiner Frau zu verdanken habe. Die Beziehung zu meiner Frau hat sich dadurch sehr, sehr positiv entwickelt."

Auch seine Frau Doris schätzt das so ein: *„Unsere Beziehung hat sich gefestigt. Sie ist intensiver geworden, das kann man gar nicht beschreiben. Man hängt sehr aneinander. Ich habe auch ab und zu noch mal Angst; hoffentlich kommt nicht noch etwas nach. Ich wünsche mir, dass es noch lange Jahre so bleibt, wie es jetzt ist."*

SCHLAGANFALL ALS LEBENSTHEMA

Friedel Müller hat mehrfach versucht, wieder im Berufsleben Fuß zu fassen. Seine Ärzte haben ihm jedoch immer wieder davon abgeraten. Für ihn ist diese Situation nur schwer auszuhalten, deshalb hat er den Schlaganfall zu seinem Lebensthema gemacht. Seine ganze Kraft und jede freie Minute steckt er in die Aufklärung über Schlaganfall. Man könnte fast von einem neuen Beruf sprechen, so entschieden und professionell ist sein Engagement.

Die Stiftung Deutsche Schlaganfall-Hilfe verlieh dem kompetenten Gruppenleiter 2004 den Ehrenamtspreis und auch Frank Elstner zeichnete ihn in der Sendung „Ehrensache" aus:

„Ich möchte einfach jedem mein Schicksal ersparen. Und es regt mich auf, wie viel immer noch schief läuft. Das betrifft besonders die Hausärzte. Die Leute sind zwar viel aufgeklärter, aber es passiert immer noch, dass Hausärzte bei einem Anruf von Patienten, die glauben, einen Schlaganfall erlitten zu haben, sagen: ‚Kommen Sie erst einmal in die Praxis.' Oder dass Sprechstundenhilfen, wenn der Arzt gerade nicht da ist, keinen Krankenwagen rufen.
Der Herzinfarkt tut weh, da denken die Leute, ich sterbe gleich, dadurch ist viel mehr Druck dahinter. Beim Schlaganfall geht immer noch viel zu viel Zeit verloren und damit auch Gehirn. So brutal, wie es klingt, ist es auch. Das muss man ändern, sehr, sehr stark ändern!"

10

SEXUALITÄT NACH SCHLAGANFALL

ANGST UND SPRACHLOSIGKEIT ÜBERWINDEN

Richard Bender (Name geändert) erleidet seinen ersten Schlaganfall im Alter von 51 Jahren. Seine Frau Gisela reagiert geistesgegenwärtig und ruft sofort den Notarzt. So halten sich die Folgen der Attacke in Grenzen. Herr Bender behält eine unauffällige Lähmung des rechten Beins zurück und ist wieder berufstätig. Doch es gibt auch psychische Folgen der Krise. Gisela Bender ist seit dem Schlaganfall ihres Mannes extrem ängstlich um seine Gesundheit besorgt. Sie schläft nachts nicht mehr durch: *„Ich werde jedes Mal wach, wenn er aufsteht, sich bewegt und auch bei jeder anderen kleinen Unregelmäßigkeit. Ich habe einfach Angst vor einem zweiten Schlaganfall."* Ihre Sorge überträgt sich auch auf ihren Mann. Die körperliche Vertrautheit ist weiterhin groß, doch sexuelle Aktivitäten finden seit dem Schlaganfall nicht mehr statt. Das Ehepaar hat versucht, diese Entwicklung zu ignorieren und nicht darüber gesprochen. Keiner will den anderen beunruhigen.
Schließlich entscheidet sich Richard Bender, die Situation mit seinem Hausarzt zu besprechen. Es fällt ihm sehr schwer, das Thema von sich aus anzuschneiden: *„Ich habe da noch eine Frage. Meine Frau und ich schlafen seit meinem Schlaganfall nicht mehr miteinander, obwohl ich doch körperlich eigentlich wieder gut dabei bin ..."* Sein Arzt reagiert mit großem Verständnis: *„Ja, nun gut, wir sind beide keine 20 mehr und wir wissen, dass viele Dinge nicht mehr so sind wie früher, die Sexualität verändert sich, aber sie hört nicht auf ... Gibt es denn Situationen, in denen Sie vielleicht die Erektion verlieren, oder gibt es belastende Gedanken, Sorgen oder Ängste?"* Richard Bender ist

überrascht, dass ihn der Arzt auf mögliche Ängste und nicht auf seine Handicaps anspricht. „*Ja, das stimmt. Ich denke viel an einen zweiten Schlaganfall. Und dann packt mich die Angst, weil ja bei dem Akt an sich der Blutdruck meiner Meinung nach sehr, sehr stark ansteigt.*“ Mit diesen Gedanken steht Herr Bender nicht allein da. Nach einem Schlaganfall ist die regelmäßige Blutdruckkontrolle lebenswichtig. Das führt bei einigen Patienten zu übertriebenen Messungen in allen nur denkbaren Situationen. Ohne die Einordnung der Ergebnisse durch den Arzt können die zahllosen Befunde jedoch zu einer unnötigen Beunruhigung führen.

Sein Hausarzt versucht, die Ängste abzubauen: „*Die Sorge kann ich natürlich gut nachvollziehen, nachdem Sie bereits einen Schlaganfall erlitten haben. Ich kann Sie aber beruhigen, die körperliche Belastung während des Geschlechtsverkehrs wird von uns Männern häufig stark überschätzt und ist längst nicht so ausgeprägt, wie wir immer annehmen. Sie ist viel, viel kleiner. Wer zwei Etagen Treppen steigen kann, ohne dabei aus der Puste zu kommen, an Herzrasen oder einer Blutdruckkrise zu leiden, der kann auch beruhigt Geschlechtsverkehr ausüben. Voraussetzung ist allerdings, dass Ihr Blutdruck gut eingestellt ist. Und das überprüfen wir ja auch regelmäßig durch die Blutdruckmessung. Wir können auch mal an eine 24-stündige kontinuierliche Messung denken, um Ihre Bedenken auszuschließen.*“ Dem ersten Gespräch folgen noch weitere, die auch Frau Bender einschließen. Langsam gelingt es Richard und Gisela Bender, ihre Befürchtungen zu überwinden und die sexuelle Nähe neu zu genießen.

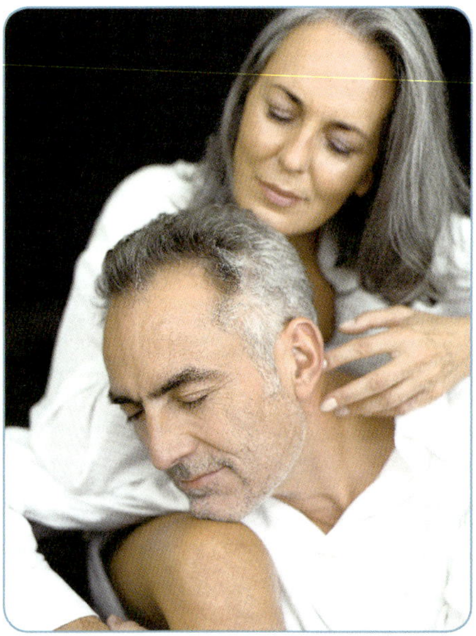

Suchen Sie auch nach einem Schlaganfall die körperliche Nähe zu Ihrem Partner.

Körperliche Nähe vermittelt Vertrauen

Wenn vor dem Schlaganfall körperliche Nähe und Zärtlichkeit wichtige Aspekte der Beziehung waren, ist es wichtig, möglichst schnell dahin zurückzufinden. Menschen, die einen Schlaganfall erlebt haben, sind tief verunsichert. Ein „sprachloses“ Signal, wie es über körperliche Zärtlichkeiten möglich ist, kann für die Annahme der neuen Situation sehr wichtig sein. Manchmal löst der Schlaganfall einen

LIEBE, SEX UND GESUNDHEIT

Sexualität ist gelebte Vitalität und fördert die Gesundheit. Vorstellungen wie „Sex macht schlapp" oder „Sex macht krank" beruhen auf Vorurteilen.

Sexuelle Aktivitäten

- verbrauchen reichlich Kalorien, fördern die Durchblutung und stärken das Bindegewebe.
- fördern die Entspannung.
- machen glücklich. Dafür sorgen auch die Hormone Oxytocin, Serotonin und Dopamin.
- stimulieren die Produktion der Sexualhormone wie Östrogen und Testosteron.
- fördern die Konzentrationsfähigkeit und die Kreativität, denn auch das Gehirn wird besser durchblutet.
- wirken Herz-Kreislauf-Erkrankungen wie Herzinfarkt und Schlaganfall entgegen.

Nicht von ungefähr ist die Minderdurchblutung des Penis ein Frühwarnsignal für eine spätere Durchblutungsstörung im Herzen oder im Gehirn.

plötzlichen Verzicht auf genitale Sexualität aus. Es ist wichtig, solch eine Entscheidung ernst zu nehmen und zu akzeptieren. Sie schließt Nähe und Zärtlichkeit nicht aus; kann ihr sogar eine neue Bedeutung geben.

WIRKUNGEN UND NEBENWIRKUNGEN: MEDIKAMENTE ALS URSACHE SEXUELLER STÖRUNGEN

Wirksame Arzneimittel haben auch Nebenwirkungen. Das gilt für chemisch-synthetische Medikamente genauso wie für pflanzliche Substanzen. Viele von ihnen beeinflussen die Sexualfunktionen von Mann und Frau. Über die Nebenwirkungen bei Frauen liegen leider weit weniger klinische Daten vor als über Nebenwirkungen bei Männern. Die Auswertung von Patientendaten ergab, dass die meisten Sexualstörungen durch Antihypertensiva (Blutdrucksenker) ausgelöst werden. An zweiter Stelle stehen die Psychopharmaka (wie Antidepressiva), gefolgt von den Lipidsenkern (Cholesterinsenker).

Mittel gegen Impotenz?

Einseitige Medikamentenschelte ist nicht angebracht. Es gibt viele Erfolgsgeschichten und Me-

AUF KEINEN FALL MEDIKAMENTE EINFACH ABSETZEN!

Beobachten Sie Veränderungen Ihrer sexuellen Aktivität. Dabei sollten Sie immer auch Nebenwirkungen von Medikamenten in Betracht ziehen. Sprechen Sie mit Ihrem Arzt über Ihre Vermutungen und setzen Sie die Mittel auf keinen Fall eigenmächtig ab! In den meisten Fällen finden sich alternative Präparate, die für Sie besser verträglich sind.

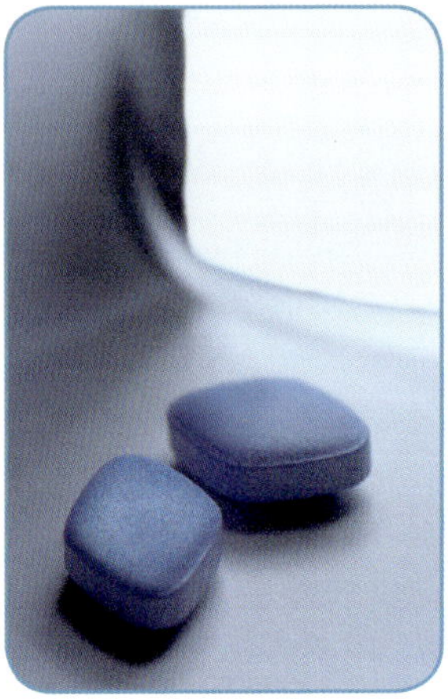

Bei sachgemäßer Anwendung von Viagra®, Cialis® oder Levitra® sind keine Risiken zu befürchten.

dikamente, auf die niemand mehr - trotz möglicher Nebenwirkungen - verzichten würde. Man denke nur an die Antibiotika, das Aspirin oder auch die blutverdünnenden Präparate und Gerinnungshemmer, ohne die viele Menschen nicht mehr leben würden. Eine Karriere ganz besonderer Art haben die so genannten PDE-5-Hemmer hinter sich, Viagra®, Cialis® und Levitra®.

Alle drei Substanzen sind gut geeignet, in einer stimulierten Situation die Dauer und Stärke der Erektion zu steigern.

Sie wirken auf die gleiche Weise: Die Substanz gelangt über die Speiseröhre in den Magen-Darm-Trakt und wird über die Darmwand vom Blut aufgenommen. Sie wandert mit dem Blut durch den ganzen Körper und damit auch zu den Penisarterien, den Schwellkörpern. Dort wird das Enzym PDE-5 gezielt gehemmt (daher der Name PDE-5-Hemmer) und damit auch der Abbau eines gefäßerweiternden Botenstoffs (cGMP) gestoppt. Dadurch steigt seine Konzentration im Blut an. Die Blutgefäße im Penis entspannen sich, das Blut kann einströmen und die Erektion auslösen. Die Botenstoffe verstärken und verlängern dadurch die Erektion.

Die Lust entsteht im Kopf

Die PDE-5-Hemmer sind keine Aphrodisiaka. Sie können nur wirken, wenn der Mann bereits sexuell stimuliert ist, denn die Abbauhemmung des Botenstoffs cGMP kann nur dann funktionieren, wenn dieser zuvor produziert worden ist. Das heißt, die Substanzen führen nicht zwangsläufig zu einer Erektion. Die PDE-5-Hemmer sind also in Wahrheit keine Potenzpillen, sondern Erektionsverstärker. Sie nützen Männern, die aufgrund von psychischen oder Partnerschaftsproblemen impotent sind, wenig, denn sie können die emotionalen Ursachen nicht beheben. Der Arzt muss daher sorgfältig die Ursachen der Impotenz abklären, bevor er eines der drei Medikamente verschreibt.

11

AUCH KINDER TRIFFT DER SCHLAG

Manchmal erlebt man Dinge, die einen lange nicht loslassen. Und irgendwann sagt man sich, es kann kein Zufall sein, dass ausgerechnet ich das erlebt habe.

Im Frühjahr 2005 halte ich mich wochenlang auf der Kinderstation einer großen Universitätsklinik auf. Ich wache am Bett meiner Tochter Victoria, die eine Herzoperation hinter sich hat. Unser Nachbar in dem Zweibettzimmer ist der einjährige Radwan Ajoub mit seiner afghanischen Mutter. Er ist bereits mehrfach am Herzen operiert worden. Alles dreht sich nur um das Wohl unserer Kinder. In diesem Punkt sind wir Mütter uns sehr nahe und unterstützen uns gegenseitig. Eines Tages geht es Radwan besonders schlecht. Er hat eine akute Entzündung, eine Infektion der Atemwege, und seine Mutter weicht nicht von seinem Bett. Wir sind beide ganz auf unsere Kinder konzentriert, als Frau Ajoub mir plötzlich von beunruhigenden Beobachtungen berichtet. Ihr kleiner Sohn kann ein Auge nicht mehr richtig bewegen und seine linke Seite ist merkwürdig steif. Ich gehe an Radwans Bett und sehe als Erstes den schiefen Mund. Ich bin alarmiert! Alle diese Symptome kenne ich nur zu genau. Wir rufen sofort die Stationsschwester und einen Arzt ins Zimmer und teilen unsere Sorgen mit. Ich weise auf meine Erfahrungen in der Schlaganfall-Stiftung hin und bitte, dringend einen Neurologen zuzuziehen. Ich betonte immer wieder: *„Ich vermute, Radwan hat einen Schlaganfall."* Doch zu meinem Entsetzen wird die Situation nicht als Notfall eingestuft! Der Neurologe kommt erst am nächsten Tag. Nach einer Kernspinuntersuchung wird die Mutter über einen „kleinen Schlaganfall" ihres Sohnes Radwan informiert. Mehr geschah meines Wissens nicht.

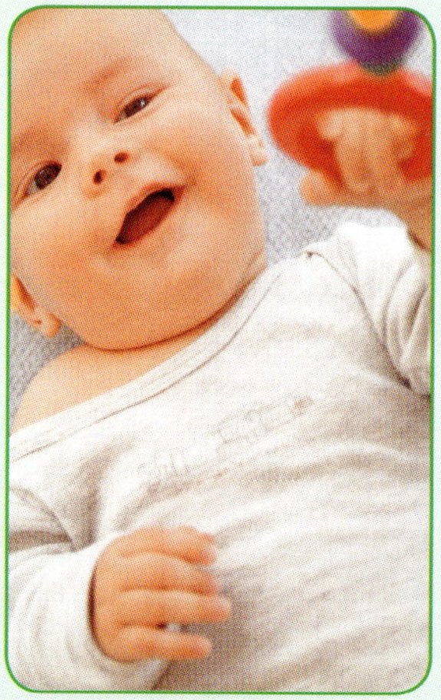

Obwohl der Kinderschlaganfall ein relativ seltenes Phänomen ist, widmet ihm die Stiftung ihre Aufmerksamkeit – zu Recht!

AUCH DER KINDERSCHLAGANFALL IST EIN NOTFALL!

Ich habe mich selten so hilflos gefühlt. All meine Erfahrungen halfen im Krankenhaus leider nicht weiter. Aber für meine Arbeit in der Stiftung Deutsche Schlaganfall-Hilfe ist dieses Erlebnis eine wichtige Bestätigung, auf dem richtigen Weg zu sein. Wie oft bin ich in Konferenzen und in Interviews gefragt worden, warum wir dem Kinderschlaganfall eine solche Aufmerksamkeit widmen. Immer wieder habe ich unsere Aktivitäten gegen das Argument, der Kinderschlaganfall sei ein so seltenes Phänomen, dass andere Themen wichtiger seien, verteidigen müssen. Jetzt habe ich es selbst erlebt. Weitere Aufklärung ist unverzichtbar; vor allem auch bei den Profis des Medizinbetriebes, den Schwestern und Ärzten.

Die schwierige Suche nach den Ursachen

Der Schlaganfall bei Kindern unterscheidet sich grundlegend von dem des älteren Menschen. Im Gegensatz zu einem erwachsenen Schlaganfallpatienten sind nicht Bluthochdruck oder Arteriosklerose die Ursache. Kleinkinder haben auch keine Risikofaktoren wie Rauchen, Diabetes oder erhöhte Blutfette. Schon allein deshalb können nicht automatisch Therapiekonzepte, die es inzwischen für Erwachsene gibt, auf Kinder übertragen werden.

Kinder sind natürlich auch ganz andere Patienten. Sie haben ihr Leben noch vor sich, ihr Organismus ist empfindlich und wächst noch.

Schlaganfälle im Säuglings- oder Kleinkindalter haben ihre Ursache in oft unerkannten Herz- oder Gefäßschäden oder angeborenen Missbildungen der Gehirngefäße. Kommt dann eine Infektion, eine Verletzung oder ein Trauma hinzu, kann ein Schlaganfall ausgelöst werden. Auch ererbte Defekte bei der Blutgerinnung kommen als Ursache für den kindlichen Schlaganfall in Frage. Doch in 60 % der Fälle ist zu dickes Blut der Grund für die kindliche Krise im Gehirn. Bei rund einem Drittel der betroffenen Kinder bleibt die Ursache des Schlaganfalls jedoch unklar. Diese vielfältigen und zum Teil noch unerforschten Ursachen machen es schwer, geeignete Behandlungskonzepte für die jüngsten der Betroffenen zu entwickeln. Bei den älteren Kindern und Jugendlichen im pubertären Alter verändern sich die Ursachen. Besonders gefährdet sind junge

Frauen, die rauchen, die Pille nehmen und möglicherweise zusätzlich unter Diabetes leiden. Wenn sie noch dazu übergewichtig sind, eine familiäre Vorbelastung haben und sich wenig bewegen, gehören sie zur Risikogruppe.

DIE STIFTUNG DEUTSCHE SCHLAGANFALL-HILFE ERGREIFT DAS THEMA

1992 gründete meine Mutter Liz Mohn die Stiftung Deutsche Schlaganfall-Hilfe. Ausgelöst wurde ihre Initiative durch ein beängstigendes Erlebnis mit meinem Bruder, der plötzlich eine Halbseitenlähmung hatte. Die Ärzte waren ratlos. Die Lähmung ging nach einigen Wochen vorüber. Es konnte jedoch nie richtig geklärt werden, was passiert war. Diese Erfahrung ließ meine Mutter nicht mehr los. Ihr Blick in die für sie bis dahin unbekannte Welt der Schlaganfallbetroffenen und ihrer Angehörigen hatte sie erschüttert. Ein bekannter Herzchirurg verstärkte ihre Beobachtungen mit der Bemerkung: *„Diese Patienten sind die Ärmsten in unserem Lande."*

Das traf ziemlich genau die damalige Situation. Fortan setzte sich meine Mutter mit all ihrer Energie für diese vernachlässigte und benachteiligte Gruppe von Patienten ein. Aufgrund der Erlebnisse waren vom Schlaganfall betroffene Kinder von Anfang an in ihrem Fokus.

Seitdem ist viel geschehen. Unzählige Aktionen und Aktivitäten der Stiftung haben dazu geführt, dass der Kinderschlaganfall heute in Deutschland ein Begriff ist. Zielgruppe der Informationen waren zunächst die beteiligten medizinischen Fachgesellschaften, die dieses interdisziplinäre Thema noch nicht auf ihrer Agenda hatten. Für die Neurologen war es nicht bedeutend genug, da es zu wenig Betroffene gibt. Die Pädiatrie hielt es für ein Thema für die Neurologen und auch bei den Internisten gab es bis vor kurzem keine Diskussion dazu. Da hat sich einiges geändert. Aber mein Erlebnis mit Radwan beweist mir, dass unsere Anstrengungen noch weiter gehen müssen.

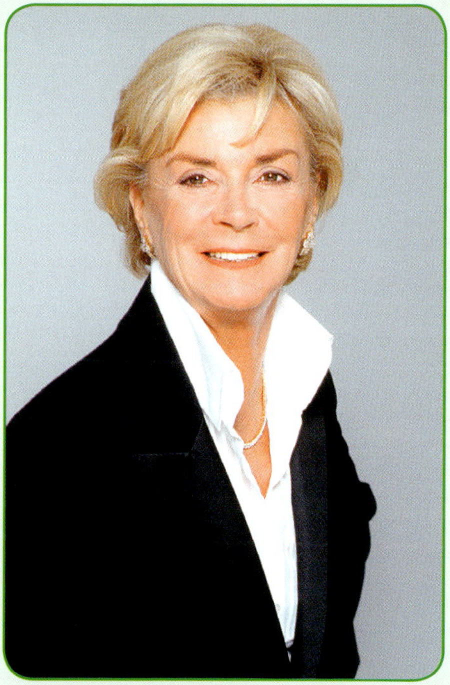

Liz Mohn gründete 1992 die Stiftung Deutsche Schlaganfall-Hilfe. Aus persönlichen Gründen liegen ihr besonders die betroffenen Kinder am Herzen.

Forschung für die Stiefkinder der Heilkunst

Die Basis aller Aktivitäten ist eine gute Datenlage. Quantitative und qualitative Studien sollen helfen, dem komplizierten Thema „Kinderschlaganfall" gerecht zu werden. Mit Unterstützung der Stiftung Deutsche Schlaganfall-Hilfe betreibt ein Ärzteteam der Universitätskinderklinik Münster um Frau Prof. Dr. Ulrike Nowak-Göttl die dringend nötige Ursachenforschung. Hier entsteht seit 1996 die weltweit größte Datenbank zum Thema „Kinder und Schlaganfall". Im Rahmen der ESPED-Studie, eine Erhebung für seltene pädiatrische Erkrankungen in Deutschland, wurden bisher rund 700 Schlaganfall-Kinder untersucht.

Weltweit größte Datenbank in Münster

Die breite und solide Datenlage in Münster ermöglicht erstmalig, die Betroffenen in Gruppen einzuteilen, die groß genug sind, um verschiedene Therapien zu vergleichen. Heute zeigen die Forschungsarbeiten die ersten Erfolge. Frau Prof. Dr. Ulrike Nowak-Göttl meint dazu: *„Man kann sagen, dass wir in den letzten zehn bis 15 Jahren große Fortschritte gemacht haben und heute etwa 90 % der Neuerkrankungen bei Schlaganfall im Kindesalter erkannt werden. Es gibt neue Therapiekonzepte, mit denen Kinder adäquat behandelt werden können. Wir versuchen damit, die Wiederholungsrate der Schlaganfälle möglichst gering zu halten, und nehmen den Eltern die Angst.*

Hat mein Kind einen Schlaganfall?

Es geht nicht darum, Hysterie zu verbreiten, aber es ist unerlässlich, dass Eltern und vor allem auch Kinderärzte die Symptome eines kindlichen Schlaganfalls kennen. Denn auch hier gilt: Je eher der Schlaganfall erkannt wird, desto besser sind die Chancen, ihn komplett auszuheilen. Das gilt gerade für Kinder und Jugendliche, deren Gehirn noch über eine besonders hohe Plastizität verfügt. Ein bis zwei Drittel der betroffenen Kinder, deren Daten bisher gesammelt wurden, erleiden den Schlaganfall schon im Mutterleib. Diese Kinder können durch Neugeborenenkrämpfe, Trinkstörungen, Atemstörungen bis hin zu einer leichten Halbseitenlähmung auffallen. Sie können aber auch zunächst völlig ohne Symptome sein und erst nach wenigen Monaten plötzlich durch eine Halbseitenlähmung auffallen. Bei etwas älteren Kindern, die sprechen können, treten auch Sprachstörungen auf. In zunehmendem Alter werden die Anzeichen dem Erwachsenenschlaganfall mit herunterhängendem Mundwinkel, Sehstörungen, Schwindel und der ganz typischen halbseitigen Lähmung immer ähnlicher.

DIE GESCHICHTE VON FABIAN

Kinder als Zeugen

In diesem Buch finden Sie viele Menschen, die sich entschlossen haben, in Wort und Bild mit ihrer ganz persönlichen Geschichte dazu beizutragen, einen Schlaganfall bei anderen zu vermeiden. Sie tun das, weil sie ihr eigenes Schlaganfallereignis aus der „Rück-Sicht" für vermeidbar halten. Kinder, besonders Neugeborene, können – noch - nicht ihr Einverständnis dazu geben, in diesem Buch als Beispiel genannt zu werden. Viele Eltern haben Schwierigkeiten damit, diese Entscheidung für ihre Kinder zu treffen. Aus diesem Grunde haben wir die folgenden Begebenheiten anonymisiert.

Thomas Hagemann (alle Namen geändert) ist Kinderarzt. Im Jahre 2002 kommt sein erstes Kind zur Welt, ein Sohn. Die Eltern nennen ihn Fabian. Wie alle Mütter ist auch Linda Hage-

DIE DOPPLER-SONOGRAPHIE

Bei der Doppler-Sonographie handelt es sich um eine spezielle Form der Ultraschalluntersuchung. Ultraschalluntersuchungen arbeiten mit sehr hohen Tönen (> 20 000 Hertz), die für das menschliche Gehör nicht mehr wahrnehmbar sind. Diese Schallwellen können sehr gut durch Fettgewebe und tief in die Muskeln eindringen. Gleichzeitig werden sie an der Grenze zwischen Luft und Wasser reflektiert. Diese Eigenschaften machen den Ultraschall zu einer eleganten, wenig belastenden und nicht schmerzhaften Untersuchungsmethode. Anders als das CT (s. S. 88) funktioniert er auch ohne Strahlenbelastung. Leider ist die Ultraschalluntersuchung nicht für alle Körperteile gleich gut geeignet.

Beim speziellen Doppler-Verfahren werden von bewegten Flächen, wie dem Blutfluss, Schallwellen reflektiert und als Töne hörbar gemacht. Mit der Doppler-Sonographie kann der Blutfluss und die Strömungsgeschwindigkeit in Blutgefäßen nachgewiesen werden. Zur Überprüfung des Blutflusses in den Hirngefäßen wird durch den Schädelknochen hindurch untersucht. So kann der Arzt enge Stellen oder andere Auffälligkeiten der Blutversorgung des Gehirns feststellen. Die Durchführung und die Deutung der Ergebnisse der Doppler-Sonographie erfordern viel Erfahrung.

mann überglücklich. Schwangerschaft und Geburt sind normal verlaufen. Der Junge ist gesund und schaut seine stolzen Eltern mit wachen Augen an. In den ersten zwei, drei Monaten ist Fabian das unkomplizierte, pflegeleichte Kind, das sich Eltern wünschen. Dann macht Linda Hagemann eine beunruhigende Entdeckung.

„Mir ist eines Tages aufgefallen, dass Fabian seine rechte Hand immer mehr fäustelte, viel mehr als die linke Hand. Das hat man eigentlich nur im Seitenvergleich gesehen. Dann habe ich mich auch zunehmend über seine ganze Haltung gewundert. Immer wenn ich Fabian gerade hingelegt hatte, lag er nach kurzer Zeit wie ein Halbmond da."

Der Vater führt daraufhin eine Ultraschalluntersuchung an Fabians Kopf durch, eine so genannte Doppler-Sonographie – und entdeckt tatsächlich in der linken Hirnhälfte einen Gefäßverschluss. Das Baby hatte schon im Mutterleib einen Schlaganfall erlitten!
Auf diese Diagnose war auch Thomas Hagemann als Kinderarzt in keiner Weise vorbereitet.

„Als ich die Diagnose ‚Schlaganfall' für meinen Sohn hörte, ist für mich eine Welt zusammengebrochen. Ich weiß noch, wie ich mein Kind von der Untersuchungsliege genommen, eingepackt und mit nach Hause genommen habe. Dann war für mich erst mal alles schwarz, alles dunkel. Ich dachte nur immer wieder: ‚Ich habe ein schwer behindertes Kind, ich habe ein schwer behindertes Kind!' Ich konnte keinen klaren Gedanken mehr fassen."

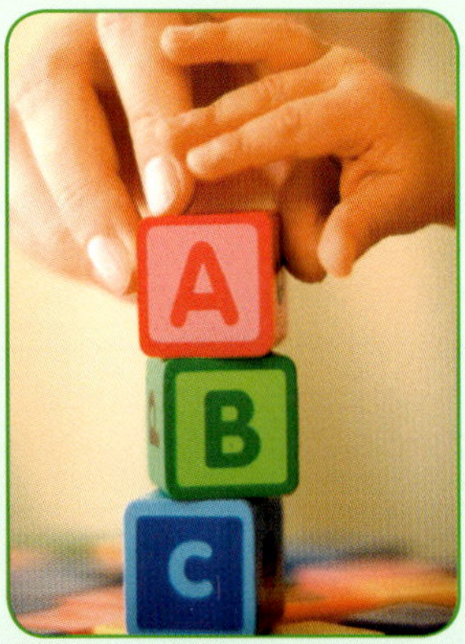

Es ist wichtig, dass die gelähmte Seite immer wieder gezielt gefördert wird. Nur mit dieser Stimulation kann das Gehirn Defizite ausgleichen.

Das Dilemma der seltenen Krankheitsbilder

Der Schlaganfall gilt allgemein als ein Ereignis im Leben älterer Menschen. Selbst viele Ärzte ordnen den Schlaganfall nur alten Personen zu und ziehen die Diagnose „Schlaganfall" bei Kindern erst gar nicht in Betracht. So geht wertvolle Zeit verloren – mit fatalen Folgen! Auch junge Menschen, Kinder und sogar Babys im Mutterleib können vom Schlaganfall betroffen sein. Das ist nur viel seltener der Fall als bei Erwachsenen. Jährlich erleiden etwa 300 Kinder in Deutschland einen Schlaganfall. Die Dunkelziffer ist wahrscheinlich deutlich höher.

Fortschritte bei den Großen – Rätselraten bei den Kleinen
Es gibt inzwischen eine Reihe hochwirksamer Medikamente, die bei Erwachsenen die Folgen des Schlaganfalles minimieren und einen zweiten Schlaganfall verhindern. Doch diese Medikamente können aufgrund ihrer Nebenwirkungen nicht einfach auch Kindern verabreicht werden, die ihr Leben noch vor sich haben. Bei Erwachsenen wird zum Beispiel gerne das Medikament Aspirin eingesetzt, um Blut zu verdünnen. Dessen ständige Einnahme führt aber oft zu Magenproblemen. Es stellt sich die Frage, welche Dosis und Einnahmedauer man bei Kindern empfehlen sollte, die ein Medikament ja 60 bis 70 Jahre einnehmen müssen. Die Studien über den Kinderschlaganfall sind auch deshalb so wichtig, damit die Nebenwirkungen bei Kindern erfasst werden.

Pluspunkt: das kindliche Gehirn
Kinder mit Schlaganfall sind jedoch nicht nur benachteiligt. Es gibt auch gute Nachrichten. Die Kinder, die im Mutterleib einen Schlaganfall erlitten haben, haben aufgrund der enormen Plastizität des Gehirns in diesem Alter die ganz große Chance, dass die nicht betroffene Gehirnhälfte die verlorenen Funktionen übernimmt. Rechtzeitig erkannt, sind die Heilungschancen besser als beim Erwachsenen. Mit professioneller Hilfe können Kinder die Defizite schneller aufarbeiten und dann als Erwachsene ein ganz normales Leben führen.

Von den Selbstvorwürfen zum Handeln
Nachdem sich das Ehepaar Hagemann vom ersten Schock über die Diagnose „Schlaganfall“ erholt hat, brechen Selbstvorwürfe und Schuldgefühle über sie herein. Warum hatten sie die Auffälligkeiten bei ihrem Sohn nicht eher bemerkt? Was hatten sie falsch gemacht? Obschon er selbst Kinderarzt ist, hatte der Vater den vorgeburtlichen Schlaganfall seines Sohnes nicht erkannt. Wie war das möglich?
Nun müssen sie handeln, und zwar schnell. Fabian bekommt jede nur mögliche Förderung. Nach drei Jahren zeigen sich die ersten Erfolge der vielfältigen Bemühungen.

„An meinem Fabian sehe ich, wie immens wichtig die Therapien für die Kinder sind. Sie wechseln je nach Lebensabschnittsalter. Fabian macht zurzeit eine krankengymnastische Behand-

lung und hat im Kindergartenalter zum selbstständigen Lernen die Ergotherapie dazubekommen. Dazu kommt die Schwimmtherapie und seit seinem zweiten Lebensjahr auch eine Hippotherapie. Wir hatten ganz viel Glück, dass wir einen Platz bekommen haben, denn die Reittherapie ist sehr beliebt. Erst alle diese Therapien zusammen ermöglichen eine gute Entwicklung. Inzwischen kann Fabian nicht nur laufen, er kann sogar rennen! Nicht ganz so schnell, aber er hat die Möglichkeit, genauso hinter einem Ball herzulaufen wie die anderen Kinder. Es macht mich ganz glücklich, wenn ich das sehe."

DIE ANGST VOR DEM ZWEITEN SCHLAGANFALL

Auch bei Kindern und Jugendlichen besteht die Gefahr eines zweiten Schlaganfalls; eine Wiederholung des Ereignisses mit womöglich noch schlimmeren Folgen. Hier muss das Risiko weiterer Schlaganfälle begrenzt werden, doch ohne den Organismus „lebenslänglich" mit Medikamenten zu belasten. Frau Prof. Dr. Ulrike Nowak-Göttl: *„Wir versuchen, aufgrund unserer Datenbank Kinder nach Risikogruppen einzuteilen, um den Eltern mitzuteilen, wie groß das Risiko für ihr Kind ist, einen zweiten Schlaganfall oder vielleicht ein Blutgerinnsel an anderer Stelle zu erleiden. Wir versuchen, dieses Risiko für das Kind auszuloten und eine individuelle Therapie zu etablieren, die den zweiten Schlaganfall verhindert. All diese Informationen geben wir an die Eltern weiter. Das ist natürlich sehr wichtig, denn jede weitere Störung im Gehirn würde wieder Substanz kaputt machen und die Chance auf ein möglichst normales Leben verringern …"*

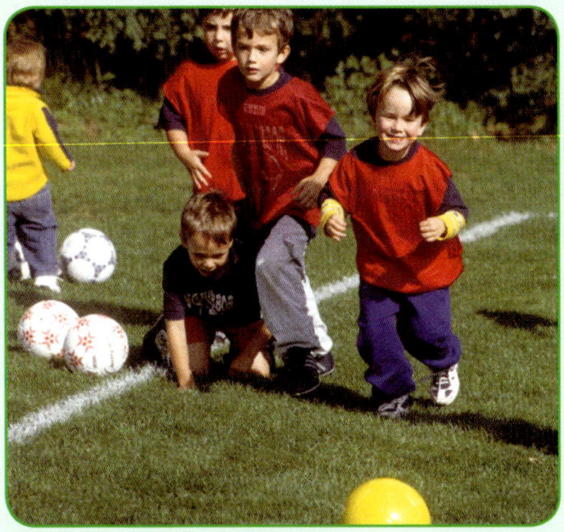

Trotz Schlaganfall können viele der betroffenen Kinder später ein normales Leben führen.

Natürlich fürchten auch Hagemanns einen zweiten Schlaganfall ihres Sohnes. *„Angst, dass Fabian ein zweiter Schlaganfall treffen könnte, habe ich natürlich. Aber das hat sich ein bisschen relativiert, dadurch dass ich mich sehr mit dieser ganzen klinischen Forschung beschäftigt habe: Ich weiß heute, dass das Wiederholungsrisiko, wenn der Schlaganfall im Neugeborenenalter passiert ist, nicht sehr groß ist."*

12

KEIN ZWEITER SCHLAGANFALL: RISIKOMANAGEMENT

Es ist Sommer im Soonwald. Ich sitze an einem rustikalen Holztisch auf der Terrasse des Ausflugslokals „Zum Budche" in der so genannten „Bockenauer Schweiz". Zwar ist kein Hochgebirge in Sicht, wie der ehrgeizige Name verspricht, aber schön ist es trotzdem. Ich habe eine Verabredung mit der Hargesheimer Schlaganfall-Selbsthilfe-Gruppe unter Leitung von Friedel Müller. Der einfallsreiche Gruppenleiter hat einen „Betriebs"-Ausflug mit dem Ausflugsbähnchen „Blauer Klaus" organisiert. Das beliebte Gefährt sollte schon längst eingetroffen sein, aber wahrscheinlich war es nicht so einfach, die Schlaganfallbetroffenen - unter ihnen einige Rollstuhlfahrer – in den kleinen Abteilen zu platzieren.

Treffpunkt im Grünen

Da fährt ein großer Mercedes-Kombi vor und eine elegante, zierliche Frau befördert mit viel Geschick einen Mann im Rollstuhl aus dem Wagen. Ich bewundere die Aktion und es dauert nicht lange, da bin ich mit dem lebhaften Ehepaar im Gespräch. Es stellt sich heraus, dass auch die beiden zur Selbsthilfegruppe gehören. Aufgrund der Transportschwierigkeiten mit Rollstuhl haben sie die Fahrt in den Soonwald im privaten Pkw vorgezogen. So lerne ich Karl-Ernst Sauer und seine Frau Ingeborg kennen.
Frau Sauer ist fast nervös um ihren Mann besorgt, während Herr Sauer ein ruhiger Beobachter ist, den scheinbar wenig aus der Ruhe bringt. Später werde ich erfahren, dass Herr Sauer bis vor kurzem ein zupackender Unternehmer war, dem die erzwungene Untätigkeit schwer zu schaffen macht.

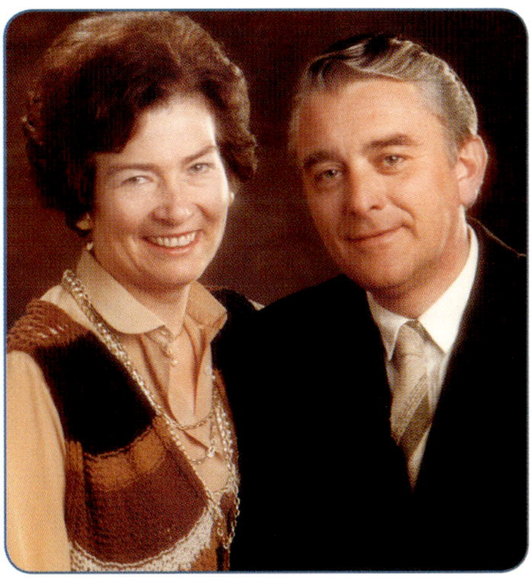

Das Ehepaar Sauer am Tag der Silberhochzeit im Jahr 1980

NACH DEM SCHLAGANFALL IST VOR DEM SCHLAGANFALL

Nach dem ersten Schlaganfall überleben ca. 80 bis 85 % der Patienten die ersten drei Monate. Von ihnen erleiden zwischen 8 und 15 % im ersten Jahr einen zweiten Schlaganfall. Das Wiederholungsrisiko ist in den ersten Wochen am höchsten. Der zweite Schlaganfall endet häufig tödlich oder zieht eine schwere Behinderung nach sich. Besonders gefährdet sind Patienten mit mehreren Risikofaktoren (s. Risikofaktoren ab S. 28). Durch gezielte Vorbeugung kann ein zweiter Schlaganfall, ähnlich wie beim ersten, verhindert werden. Das ist von größter Wichtigkeit, denn jede weitere Versorgungsstörung im Gehirn erhöht den Grad der Behinderung. Eine umfassende Untersuchung muss die Ursachen und Mechanismen des ersten Schlaganfalls aufdecken, was in rund 80 % der Fälle gelingt. Danach richtet sich die individuelle Therapie. Im Zentrum des Bemühens steht dabei die konsequente Begrenzung der Risikofaktoren und die richtige medikamentöse Therapie. Es gilt ein striktes Rauchverbot. Blutdruck, Blutfette und Blutzucker müssen regelmäßig kontrolliert werden. Regelmäßige Bewegung, eine gesunde Ernährung und täglich 1,5 bis 2 Liter Flüssigkeit gehören selbstverständlich dazu.

Substanzkombinationen retten Leben

Dazu kommt die Einnahme von Medikamenten, auf die man ein Leben lang angewiesen ist. Es gibt inzwischen eine Reihe hochwirksamer gerinnungshemmender Präparate, im Volksmund „Blutverdünner“ genannt, die die Aktivierung von Blutplättchen, der Thrombozyten, verhindern, sodass die Bildung von Blutgerinnseln vermieden wird. Damit nimmt die Gefahr einer plötzlichen Durchblutungsstörung im Gehirn ab. Dazu gehören Acetylsalicylsäure (ASS), besser bekannt als Aspirin, Dipyridamol, Clopidogrel und andere mehr. Von der genauen Diagnostik hängt es ab, welche Medikamente in welcher Kombination eingesetzt werden.

DAS ZWEITE MAL

Wie viele Schlaganfallbetroffene ist auch das Ehepaar Sauer froh, wenn man es direkt und mit echtem Interesse auf seine Geschichte anspricht, anstatt drum herum zu reden. Ich erfahre, dass Herr Sauer erst durch einen zweiten Schlaganfall in den Rollstuhl gezwungen wurde. Den ersten hatte er gut überstanden. Mir geht es wie wohl jedem, der eine solche Geschichte hört. Ich denke spontan: *„Warum war das nicht zu vermeiden?“* Wieder stoße ich auf dasselbe Phänomen, das den gängigen Vorstellungen so sehr widerspricht: Schlaganfälle, vor allem solche mit schweren Folgen, kommen selten ohne Vorwarnung. Sie sind kein Blitz aus heiterem Himmel.

Die „neue“ Normalität

Inzwischen haben Frau Sauer und ich uns ein Eis bestellt. Herr Sauer hat eine Hausmacher-Schlachtplatte gewählt, die er mit offensichtlichem Genuss verzehrt. Seine Frau kommentiert das halb entschuldigend mit den Worten: *„Mein Mann war immer ein Genussmensch. Das hat auch der Schlaganfall nicht geändert."* Herr Sauer weiß, dass er als Rollstuhlfahrer lange trainieren muss, um eine solche Kalorienzufuhr abzuarbeiten. Aber das nimmt er in Kauf. Die Sauers erweisen sich als temperamentvolle Gesprächspartner, die sich, wie es bei langjährigen Partnern öfter der Fall ist, gegenseitig immer wieder ergänzen und korrigieren. Ich erfahre von ihrem gemeinsamen Hobby, dem Tanzen, und den vielen Fernreisen, die sie schon gemacht haben.

Doch alle Gespräche kommen immer wieder auf ein Thema zurück: den zweiten „Schlag" und wie er ihr Leben verändert hat. Gesundheitliche Krisen gab es auch schon vorher, sogar Herzinfarkte und Bypassoperationen. Diese Schläge haben die beiden *„immer wieder in den Griff gekriegt"*. Und sie konnten nach kurzer Zeit ihr gewohntes Leben wieder aufnehmen. *„Doch das hier, das ist etwas anderes. Das ist grausam!"*, sagt Herr Sauer und schaut mich eindringlich an.

Die Grenzen der Kontrolle

Das Ehepaar Sauer lädt mich in ihr Haus nach Bad Kreuznach ein, damit ich mir ein Bild von ihrem neuen Alltag machen kann. Und der beginnt schon vor der Haustür. Ich stehe vor einem gepflegten Doppelhaus aus den 30er Jahren. An den Treppenstufen vor dem Eingang bedeckt eine graue Plastikabdeckung den Handlauf, der gnädig einen Lifter verbirgt.

Frau Sauer öffnet und schon stehe ich vor einem nahezu raumfüllenden Gestell, wie ich es aus Reha-Einrichtungen kenne. Ich identifiziere es als Stehtrainer. Um die Ecke erblicke ich Herrn Sauer auf seinem Fahrradheimtrainer.

Das große Zimmer mit Blick in den Garten ist komplett auf die Bedürfnisse eines Rollstuhlfahrers ausgerichtet. Vor dem Trainer steht das Krankenbett, dahinter der Fernseher mit Videorekorder. Die andere Hälfte des Raumes ist gefliest und sieht aus wie eine Art überdimensionaler Duschraum: das neue Badezimmer. Frau Sauer erläutert mir:

„Das war einmal unser Wohnzimmer. Mein Mann kann ja nicht mehr in den ersten Stock. Die Treppe hat eine zu enge Krümmung. Als unsere Möbel in die Garage wanderten, habe ich geweint."

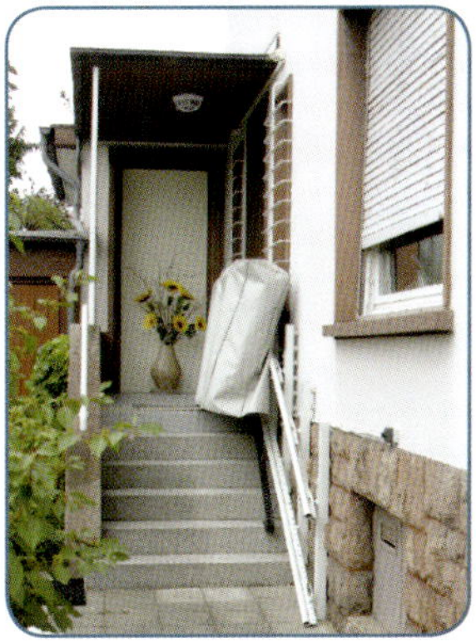

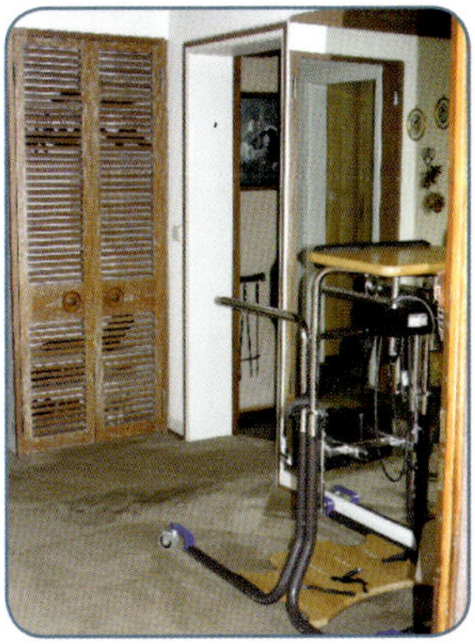

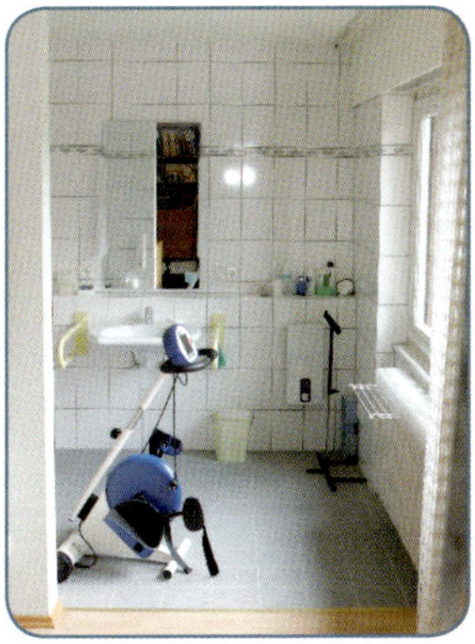

Nach dem Schlaganfall ist alles anders – auch im und am Haus.

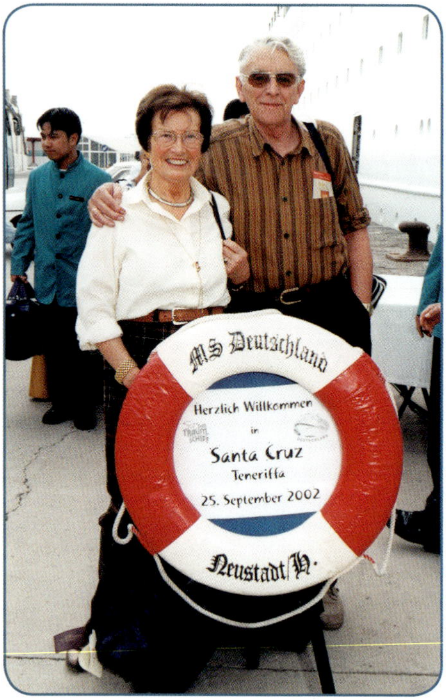
MS Deutschland
Herzlich Willkommen
in
Santa Cruz
Teneriffa
25. September 2002
Neustadt/H.

Das Ehepaar Sauer sticht zu seiner 21. Kreuzfahrt in See.

Der erste Stock bleibt unerreichbar

Frau Sauer zeigt mir das ganze Haus. Der Besuch im ersten Stock ist besonders bitter. Im Schlafzimmer ist eine Hälfte des Doppelbettes abgedeckt und auch das Arbeitszimmer hat Karl-Ernst Sauer seit seinem zweiten Schlaganfall nicht mehr betreten.

An der Wand hängt eine überdimensionale Weltkarte. Stecknadeln halten ein Wirrwarr von straff gespannten farbigen Fäden. Sie bilden ein bizarres weltweites Muster, dessen Bedeutung sich sofort erschließt: unser Globus im Fadenkreuz der touristischen Eroberung. Nur Australien haben die bunten Linien noch nicht erreicht.

DIE VORWARNUNG

Zurück im „Wohnzimmer" berichtet Herr Sauer von seinem ersten Schlaganfall:

„Es war ein normaler Tag. Vormittags war ich routinemäßig bei zwei Ärzten, die nichts Besonderes festgestellt haben. Mittags habe ich mich hingelegt, weil es mir nicht so gut ging. Dann musste ich zur Toilette: Ich bin aufgestanden und plötzlich haben die Beine versagt. Ich bin hingefallen und konnte nicht mehr aufstehen. Ich habe um Hilfe gerufen, meine Frau hat den Arzt geholt und der hat gesagt, ganz schnell ins Krankenhaus."

Im Krankenhaus wird nach der CT-Untersuchung der Schlaganfall festgestellt. Herr Sauer bekommt Infusionen und Medikamente. Durch die schnelle Behandlung kann er sich schon nach drei Tagen wieder normal bewegen. Nach sechs Wochen Reha ist er wieder zu Hause. Karl-Ernst Sauer gewinnt den Eindruck, dass man auch den Schlaganfall beherrschen kann. Sein Arzt verschreibt ihm Marcumar®.

Der Absturz

In seinem Leben vor dem Schlaganfall hat Herr Sauer Maschinen verkauft und ganze Fabriken mit Fertigungsanlagen ausgestattet. Und er hat zwei Herzinfarkte mit medizinischer Hilfe überstanden. Stammt daher sein Vertrauen in die Machbarkeit von Gesundheit? Seine Risikofaktoren sind ihm jedenfalls bewusst: *„Ich war früher starker Raucher und habe Herzrhythmusstörungen."* Kurze Zeit zurück aus der Reha raucht Herr Sauer - meist heimlich, sodass seine Frau es nicht merkt - weiter seine geliebten Zigaretten und fährt trotz seiner Gleichgewichtsstörungen wieder Rad. Eines Tages stürzt er. Der Arzt stellt einen Oberschenkelhalsbruch fest. Nach der Operation wacht seine Frau an seinem Bett, bis er aus der Narkose aufwacht. Sie will seine linke Hand greifen, doch die fällt leblos herab. Im CT wird festgestellt: Karl-Ernst Sauer hat während der Operation einen schweren zweiten Schlaganfall erlitten. Die linke Seite ist gelähmt. Oft lassen sich mithilfe des neuen Wissens über den Schlaganfall Folgeschlaganfälle verhindern. Bei Karl-Ernst Sauer ist das nicht gelungen. Die Gründe lassen sich im Nachhinein nicht vollständig aufklären. Sicher ist, dass Herr Sauer selbst das Risiko nicht ernst genug genommen hat, denn er hat das Rauchen nicht aufgegeben.

Beunruhigende Erfahrungen

Herr Sauer erinnert sich an die erste Zeit in der Reha: *„Es war furchtbar. Ich habe rechts und links verwechselt."* Seine Frau korrigiert ihn: *„Nein, du hast links nicht gesehen. Du hast zum Beispiel beim Schreiben in der Mitte angefangen."* Herr Sauer ergänzt: *„Genau. Ich habe die linke Seite nicht mehr wahrgenommen. Das war nicht mehr meine Seite. Deswegen darf ich heute auch kein Auto mehr fahren."*

Alles wieder auf Anfang

Auch vier Monate Reha ändern nichts mehr. Karl-Ernst Sauer sitzt im Rollstuhl. Nichts scheint mehr, wie es war. Zum ersten Mal beobachtet Ingeborg Sauer auch eine psychische Veränderung ihres Mannes:

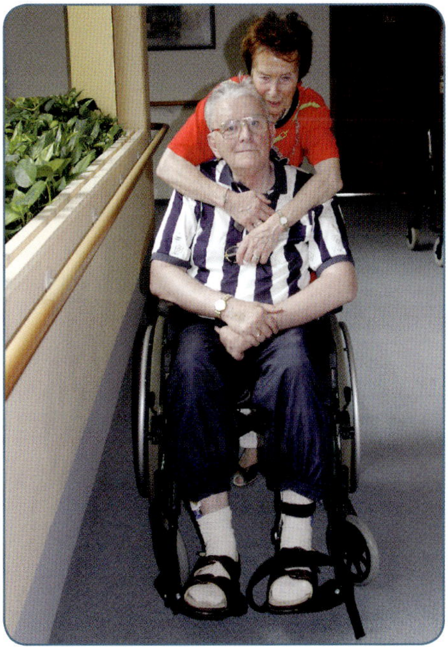

Die „neue" Normalität nach dem zweiten Schlaganfall

„Früher war sein Motto: Geht nicht, gibt's nicht! Er sagte immer zu unserer Tochter, klar schaffen wir das. Heute ist es umgekehrt. Doktor Mattes sagt, dass auch das Motivationszentrum im Gehirn vom

WENN DER FEHLER RECHTS IST

In der rechten Gehirnhälfte liegen die visuell-räumlichen Fähigkeiten. Nach einem Schlaganfall in der rechten Gehirnseite wie bei Karl-Ernst Sauer sind die Patienten oft räumlich desorientiert und haben starke Probleme mit der Aufmerksamkeit. Einige zeigen einen „Halbseiten-Neglekt". Sie können die linke Seite plötzlich nicht mehr wahrnehmen, obwohl ihre Augen in Ordnung sind. Für das Gehirn existiert diese Seite nicht mehr. Es gibt Patienten, die gegen Türrahmen laufen, sich nur die Hälfte des Gesichts rasieren oder nur die Hälfte des Tellers leer essen. So genannte „Pusher"-Patienten sind ständig in Schräglage, weil sie ihre eine Seite nicht mehr wahrnehmen. Versucht man, sie in eine stabile aufrechte Körperposition zu bringen, drücken sie mit aller Kraft dagegen. Für sie und andere Patienten gibt es inzwischen neue Therapieformen, die dafür sorgen, dass die Aufmerksamkeit auf die schwache Seite gerichtet wird. Manche Patienten haben eine Agnosie, also Probleme, bestimmte Dinge zu erkennen, z.B. Gegenstände, obwohl keine Sprachstörung besteht. Bei einer Unterform, der so genannten „Prosopagnosie", können die Betroffenen Gesichter nicht erkennen; manchmal nicht einmal ihr eigenes im Spiegel. Weiterhin können nach einer Schädigung der rechten Gehirnseite künstlerische und musikalische Fähigkeiten abhanden kommen, auch Sprachmelodie, sowie die Fähigkeit, Metaphern und Witze zu verstehen. So komplex und kompliziert wie das individuelle Gehirn können auch die Ausfälle sein.

Therapie
Neben bekannten ergo-, sprachtherapeutischen und krankengymnastischen Therapien gibt es in letzter Zeit einige viel versprechende neue Verfahren. Wissenschaftler haben so genannte „Spiegelneuronen" identifiziert. Diese lösen im Gehirn bei Beobachtung einer Tätigkeit die gleichen Potenziale aus, als wenn diese Tätigkeit tatsächlich durchgeführt würde. Es gibt erste erfolgreiche Versuche mit der „Videotherapie": Den Patienten werden dabei Filme gezeigt, in denen Menschen ihren Arm und ihr Bein bewegen, aus Tassen trinken, Türen öffnen. Nach acht Wochen fernsehen konnten die Patienten Bewegungen wesentlich sicherer und schneller ausführen – durch Imitation.

Die Spiegelneuronen werden auch beim „Spiegeltraining" genutzt, bei dem die Patienten die Bewegung ihrer gesunden Hand und ihres gesunden Arms im Spiegel sehen und so den Eindruck vermittelt bekommen, der kranke Arm bewege sich.

Ein weiteres neues Konzept nach halbseitiger Lähmung ist die so genannte „Forced-use-Therapie". Aufbauend auf der Idee, dass das Gehirn verlernt hat, die kranke Seite zu gebrauchen, wird der gesunde Arm blockiert (indem er beispielsweise in eine Schlinge gesteckt wird). So ist der Patient gezwungen, die kranke Seite einzusetzen. Das führt zu einer Vergrößerung des Repräsentationsfeldes der gelähmten Hand im Gehirn.

Schlaganfall betroffen sein kann. Mein Mann hat extra Computerspiele zum Üben, auch E-Mail haben wir ihm eingerichtet, aber er hat einfach keine Lust mehr, etwas Neues anzufangen. Das ist eine große Umstellung für mich und ich weiß gar nicht, wie ich damit umgehen soll …"

Herr Sauer hört den Aussagen seiner Frau schweigend zu. Dann sagt er leise:

„Schlaganfall ist eine grausame Krankheit, weil einem der Kopf und der Wille nicht mehr gehören. Man kommt sich nicht mehr normal vor. Dabei weiß ich, wie es geht, aber ich kann es nicht mehr! In der Reha gab es sogar ein Frühstückstraining! Der Therapeut sagt, Brötchen aufschneiden, Butter draufschmieren. Man fängt wieder von vorne an. Das Wollen aber Nichtkönnen ist das Schlimmste."

ANDERE WERTE, NEUE ZIELE

Herr Sauer, der Macher, hadert mit diesem Schicksal. Für ihn ist die Diskrepanz zwischen „Wissen, wie es geht" und „Nichtkönnen" besonders hart. Aber er schämt sich nicht, es zu formulieren. Seine Motivation hat nachgelassen, aber durch die Wut kommt manchmal ein wenig Kraft zurück. Die setzt er inzwischen für seine Ziele ein. Zum Beispiel bei der Krankengymnastik: *„Wenn es mit dem Bein nicht geht, dann rufe ich hipp, hipp, richtig laut, sonst kapiert es das Gehirn nicht. Wenn ich richtig schimpfe, dann geht der Fuß auf einmal. Nur wenn ich richtig wütend bin."* Bewegung und Gefühle sind die besten Verbündeten beim täglichen Ringen um den klitzekleinsten Fortschritt (siehe auch Plastizität des Gehirns, S. 93).
Ingeborg Sauer lässt die Krankheitsgeschichte ihres Mannes noch einmal Revue passieren:

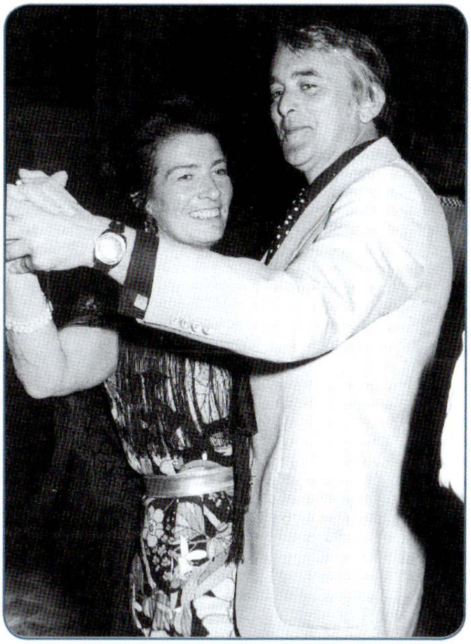

Herr und Frau Sauer waren leidenschaftliche Amateurtänzer.

„Bei seinen Herzinfarkten hieß es, drei Monate trainieren. Der Puls durfte nicht über 130 kommen, da war er in ein paar Wochen wieder fit und konnte in die Sauna gehen. Nach den Bypassoperationen sind wir wieder tanzen gegangen. Wir haben immer wieder neu angefangen! Aber diesmal ist es etwas anderes. Jetzt ist er so krank, dass weder Sauna noch Tanzen möglich sind. Da ist wirklich das ganze Leben anders."

Aber nicht zu Ende. Bevor ich mich verabschiede, erkundigt sich Herr Sauer bei mir nach Spezialreiseangebote für Behinderte und meint: *„Nach meinem ersten Schlaganfall hätte ich noch Walzer mit Ihnen getanzt. Das geht nicht mehr. Aber das nächste Mal, wenn Sie kommen, gibt es eine gute Flasche Rotwein."*

13

PERSPEKTIVEN IN DIAGNOSTIK UND THERAPIE

Glaubt man verbreiteten Zukunftsszenarien, so gewinnt man den Eindruck, dass die großen „Killerkrankheiten“, wie Krebs, Herzinfarkt und Schlaganfall in solchen Zusammenhängen gerne genannt werden, bald in die Schranken gewiesen werden können. Neuartige Medikamente und die Stammzellenforschung gelten als die großen Hoffnungsträger. Doch Skepsis ist angebracht, denn die Ursachen der häufigsten Todesursachen liegen nicht selten in unserem üppigen und bewegungsarmen Lebensstil – und dem ist mit Medikamenten nur sehr begrenzt beizukommen. Hier sind wir selber gefragt.
Die Krankheiten des Alters, zu denen der Schlaganfall gehört, aber auch Alzheimer, Parkinson und Demenz, werden weiterhin Herausforderungen darstellen. Geduld ist gefragt. Doch es

In Deutschland kann man beim Augenarzt den Zustand der Gefäße an der Netzhaut ablesen lassen.

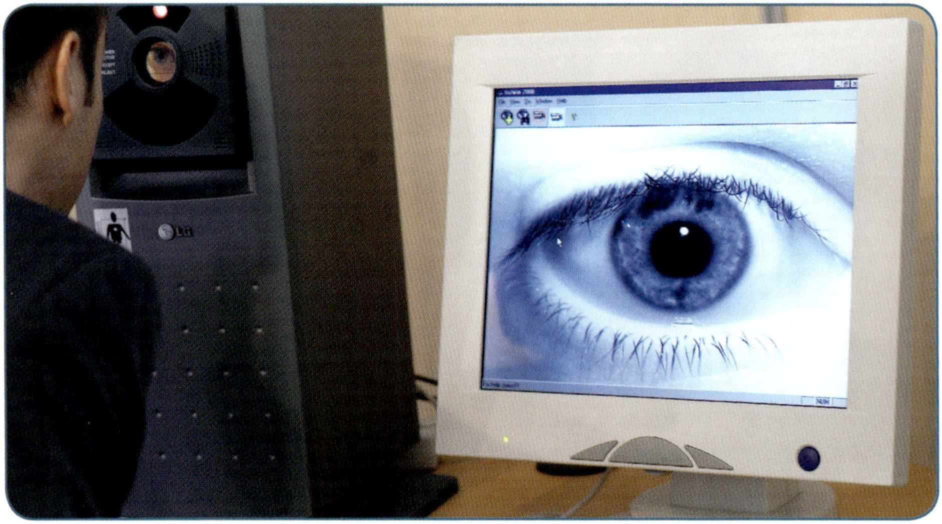

gibt Etappensiege und tragfähige Trends. Beim Schlaganfall richten sich die Hoffnungen vor allem auf eine verbesserte Lyse-Therapie, die das Behandlungsfenster von bisher drei Stunden verlängert, sodass mehr Patienten von der Therapie profitieren können.

TREND: FRÜHWARNSYSTEME

Je genauer man die Botschaften des Blutes lesen kann, desto zuverlässiger werden sich anbahnende Risiken vorhersehbar sein. Die Wissenschaftler konzentrieren sich hierbei auf winzige Eiweißverbindungen, so genannte Protein-Marker. Bereits heute ist es möglich, mit so genannten DNA-Chips die genetische Disposition für bestimmte Krankheitsbilder zu erkennen. Der nächste Vorstoß sollen Protein-Chips sein, die anzeigen können, welche Schäden bestehende chronische Leiden wie Arteriosklerose, Diabetes, Rheuma oder Herzleiden bereits angerichtet haben.

Ein anderes Frühwarnsystem sind Netzhaut-Schnappschüsse vom Augenhintergrund. Sie sollen künftig Personen mit einem hohen Schlaganfallrisiko herausfiltern können. Das Forschungsteam um Tien Yin Wong von der University of Wisconsin, USA, hat beobachtet, dass eine Verengung der Blutgefäße in der Netzhaut ein Indikator für eine Verengung gewisser Blutgefäße im Gehirn ist. Menschen mit dieser Auffälligkeit sollen ein erhöhtes Schlaganfallrisiko haben. Die Forscher fotografierten 10 358 Personen und protokollierten ihre gesundheitliche Entwicklung über einen Zeitraum von drei Jahren. Dabei stellte sich heraus, dass Personen mit verengten Blutgefäßen in der Netzhaut ein zweieinhalbmal erhöhtes Schlaganfallrisiko haben.

TREND: KLEINER, PRÄZISER UND MOBIL

Der große Trend geht zur Miniaturisierung. Nicht nur die Instrumente der Chirurgen werden immer winziger, auch die Medikamente machen sich klein. Sie bestehen zum Beispiel aus Mini-Stiften, die in der Haut stecken und ständig Wirkstoffe abgeben oder aus winzigen Glasbläschen, die, ins Blut gespritzt, Herzmittel direkt zum Zielort transportieren. Sind diese „Microbubbles“ angekommen, werden sie mit Ultraschallenergie zerstört und geben punktgenau ihre Inhaltsstoffe frei.

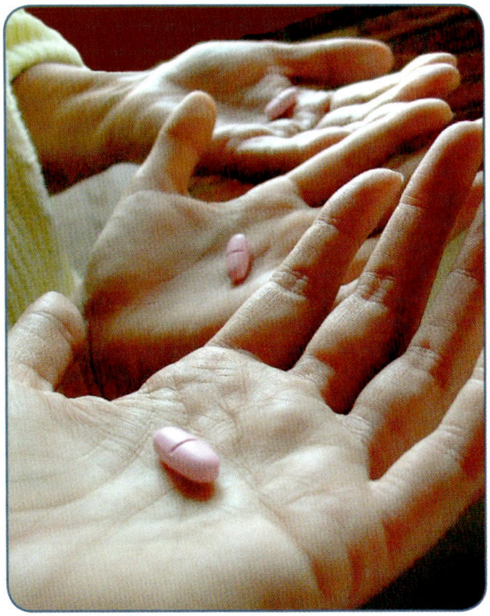

Jeder Mensch ist anders und reagiert anders auf ein Medikament. Der Trend geht zur Individualisierung.

Auch das klassische Labor wird auf ein transportables Miniaturformat schrumpfen. Die mobilen Messgeräte werden sich überall da befinden, wo sie gebraucht werden. Das heißt in erster Linie auch beim Patienten zu Hause. Die Daten wandern vom PC zum Hausarzt, am schnellsten online. Die Analysen beschreiben nicht nur den Ist-Zustand, sie werden auch mögliche Risiken vorhersagen können. Die Kleinstlabore schrumpfen auf die Größe eines Fingernagels und werden uns als Teil der Kleidung oder sogar unter der Haut überallhin begleiten. Das ermöglicht die ständige Überwachung aller gewünschten Werte. Für Hochrisikopatienten und für Betroffene, die schon einen Schlaganfall hinter sich haben, kann das eine lebensrettende Ausstattung sein, die den kritischen Zeitraum vom Auftreten der Krise bis zur Therapie so knapp wie möglich hält.

Zukunftsweisend ist vielleicht auch die Idee, die Rettungswagen für Schlaganfallbetroffene schon mit einem CT auszustatten, damit die Diagnose schon auf dem Weg ins Krankenhaus gestellt werden kann. Auch das würde die Zeitspanne bis zum Therapiebeginn verkürzen.

TREND: EINFACHE HANDHABUNG

Wirkstoffpflaster werden viele Medikamente ersetzen können. Sie sind einfach in der Handhabung und sie belasten den Magen-Darm-Trakt nicht. Ein blutdrucksenkendes Hautpflaster könnte Schlaganfallpatienten viele Vorteile bringen. Es setzt gleichmäßig Stickstoffmonoxyd frei und entspannt so die Blutgefäße. Vor allem Menschen mit Schluckbeschwerden könnten von dem Pflaster profitieren. Das sind immerhin bis zu 40 % der Schlaganfallbetroffenen.

TREND: INDIVIDUALISIERUNG

Seit langem leidet die westliche Medizin daran, dass Therapieempfehlungen sich in der Regel mehr oder weniger auf den „normalen Erwachsenen" beziehen. Als Norm galt der 80 Kilogramm schwere Mann. Ärzte konnten häufig nur durch simples Ausprobieren, „Trial and Error"-System, herausfinden, welches

Medikament in welcher Dosis bei einem bestimmten Patienten funktioniert. Heute verstehen wir immer besser, wie extrem individuell Menschen reagieren. Da gibt es nicht nur Unterschiede zwischen Männern, Frauen und Kindern, sondern auch zwischen Menschen vermeintlich großer Ähnlichkeit wie Geschwistern. Schon in wenigen Jahren könnten Gen-Chips im Voraus checken, wie Medikamente wirken werden. Wenn dann ein bestimmter Blutverdünner bei einem Kranken gut anschlägt, kann die Dosis klein gehalten werden. Wenn die Gene dagegen Resistenzen gegen einen Wirkstoff aufweisen, kann man sich die Einnahme sparen.

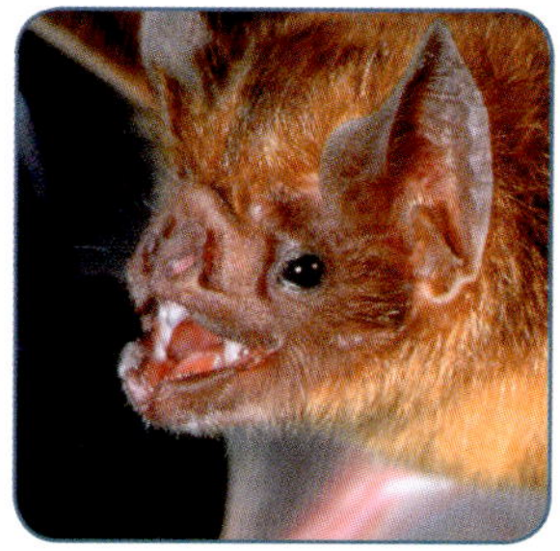

In Zukunft könnte ein Enzym aus dem Speichel der Vampirfledermaus Blutgerinnsel ohne Schädigung des Gehirns auflösen.

TREND: INTERDISZIPLINARITÄT

In Zukunft werden die Gegensätze von so genannter „sanfter" Naturmedizin auf der einen Seite und „harten" chemisch-synthetischen Medikamenten auf der anderen überwunden sein. Es wird sich nicht nur ein selbstverständliches Nebeneinander, sondern auch ein sinnvolles Miteinander entwickeln. Das wird zu erstaunlichen Lernprozessen und Fortschritten führen.

Die forschenden Pharmaunternehmen beziehen schon heute immer mehr Modelle aus der Natur und die Produzenten der Pflanzenmedizin werden mehr industrielle Verfahren und Standards nutzen.

Für die Patienten wird diese Entwicklung hin zu einem integrierten Konzept der sich ergänzenden Therapien eine große Erleichterung darstellen. Sie müssen dann nicht mehr - wie heute noch vielfach - sich ergänzende Heilungswege allein zusammensuchen.

Dieselbe Entwicklung ist auch für die Fachdisziplinen abzusehen. Die wachsenden Probleme der Effizienz unseres Gesundheitssystems werden eine interdisziplinäre Zusammenarbeit aller am Schlaganfall beteiligten Berufsgruppen unverzichtbar machen. Fachübergreifende Teams werden sich über Therapie und Diagnostik der Patienten einigen. Für einen Streit über Zuständigkeiten, wie er heute zum Teil noch zwischen Internisten und Neurologen geführt wird, wird es keinen Platz mehr geben.

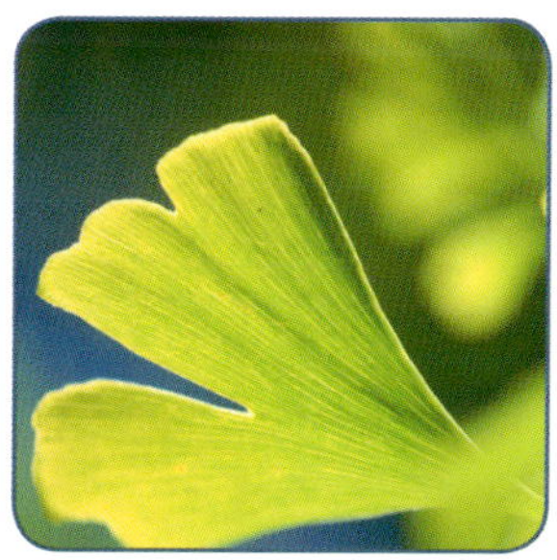

Blattextrakte des *Ginkgo biloba* sollen die Mikrozirkulation im Gehirn fördern und die Gehirnzellen vor Sauerstoffmangel schützen.

TREND: STAMMZELLENTHERAPIEN

Über Sinn und Nutzen der Stammzellentherapie wird heftig diskutiert. Sie ist eine Zukunftstechnologie, die auf den Ersatz,

DIE STATINE - DAS ASPIRIN DES 21. JAHRHUNDERTS?

Nach anfänglichen Skandalen avanciert die Wirkstoffgruppe der Statine inzwischen zum medikamentösen Hoffnungsträger. Nur wenige Produkte der modernen Pharmakologie sind heute so unbestritten von Nutzen. Die Nebenwirkungen werden inzwischen als gering eingestuft. So ergab eine Reihe von Studien, dass die Einnahme der Substanzen Atorvastatin, Pravastatin oder Simvastatin helfen, Herzinfarkt und Schlaganfälle zu verhindern. Es gibt weiter Anhaltspunkte dafür, dass Statine eine gefäßprotektive Wirkung haben und sich positiv auf entzündliche Prozesse und die Psyche auswirken. Bei Herzpatienten sollen sie auch die Entwicklung von Vorhofflimmern aufhalten können.
Ohne Zweifel werden sich die Indikationen für Statintherapien bei Hochrisikopatienten in Zukunft ausweiten.

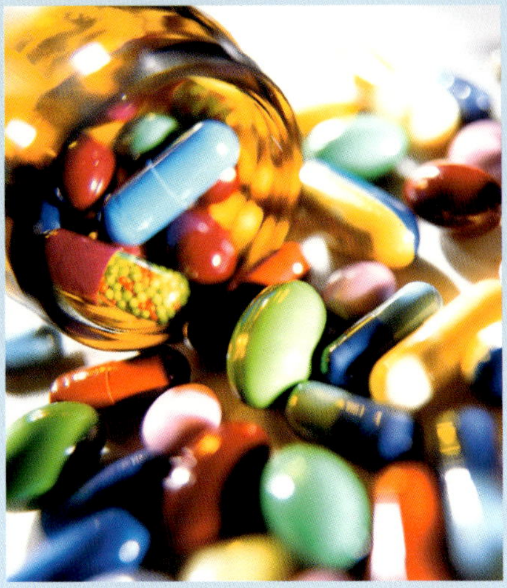

die Transplantation und die Therapie von geschädigten Zellen abzielt. Leider sind die Hoffnungen bei diesem Thema viel zu früh viel zu hoch geschraubt worden. Trotzdem kann man heute vorsichtig sagen, dass die Erfolgsaussichten gerade auch für die Behandlung der Schlaganfallfolgen gut sind. Aber die praktische Anwendung liegt noch in weiter Ferne. Geduld ist gefragt. Fünf bis zehn Jahre Grundlagenforschung stehen noch aus, bevor überhaupt an eine klinische Anwendung gedacht werden kann.
Ein interessanter Forschungsansatz verfolgt die Frage, ob man regenerationsfähige Stammzellen direkt aus dem Gehirn einsetzen kann, um geschädigte Bereiche zu reparieren. Kann man diese Zellen in die zerstörten Areale locken, damit sie sich dort ansiedeln und vermehren?
Ein anderer Zugriff bedient sich der Zellproduktion im Rückenmark. US-Forscher konnten zeigen, dass sich die undifferenzierten Stammzellen aus dem Rückenmark in verschiedene Zelltypen des Nervensystems differenzieren können. Dies könnte bedeuten, dass sich diese Zellen zur Behandlung von Schlaganfall, Gehirntumoren und anderen Schädigungen des

Gehirns eignen. Die Ärzte hätten sozusagen Zellnachschub fürs Gehirn, eine „erneuerbare“ Quelle von Vorläuferzellen von Nervenzellen aus dem Knochenmark. Völlig ungelöst sind jedoch noch viele Probleme des praktischen Einsatzes der Nachschub-Neuronen. Wie erreichen sie ihre Zielregion? Wie gliedern sie sich ein?

Für die Nerven-Vorläuferzellen aus dem Knochenmark sprechen dennoch zwei entscheidende Vorteile: Eine Gewebeabstoßung wäre eher unwahrscheinlich und auch ethische Bedenken, wie bei der Verwendung von fötalen Stammzellen, scheiden aus.

Noch weiter gehend sind Experimente mit der Implantation von fremden Zellen. Damit versucht man langfristig nicht nur, verloren gegangene Zellen zu ersetzen, sondern auch die neuen Zellen genetisch so zu verändern, dass sie Störungen im Gewebe beheben können. Diese Konzepte erfordern genetische Manipulationen in einer Komplexität, wie sie nur mit embryonalen Stammzellen, der unreifsten Form von Stammzellen, möglich sind. Zu den dazu erforderlichen Laborversuchen sind die gesellschaftlichen Rahmenbedingungen in Deutschland noch nicht geschaffen und auch die ethische Diskussion dazu steht erst am Anfang. Sie muss ohne Zweifel dringend geführt werden.

14

MITMACHEN!

DIE ARBEIT DER STIFTUNG

Stiftungen für kranke Menschen haben in Deutschland eine lange Tradition. Sie sind ein eindrucksvolles Zeugnis von Bürgerengagement in unserem Lande. Ohne sie wären entscheidende Hilfe für die Betroffenen und viele innovative Forschungsprojekte nicht möglich. Traditionell widmen sich Stiftungen, die sich einem Krankheitsbild verschrieben haben, genau diesen Zielen. Sie tragen den neuesten Wissensstand über das Krankheitsbild in die Bevölkerung und versuchen, die Therapien zu verbessern.

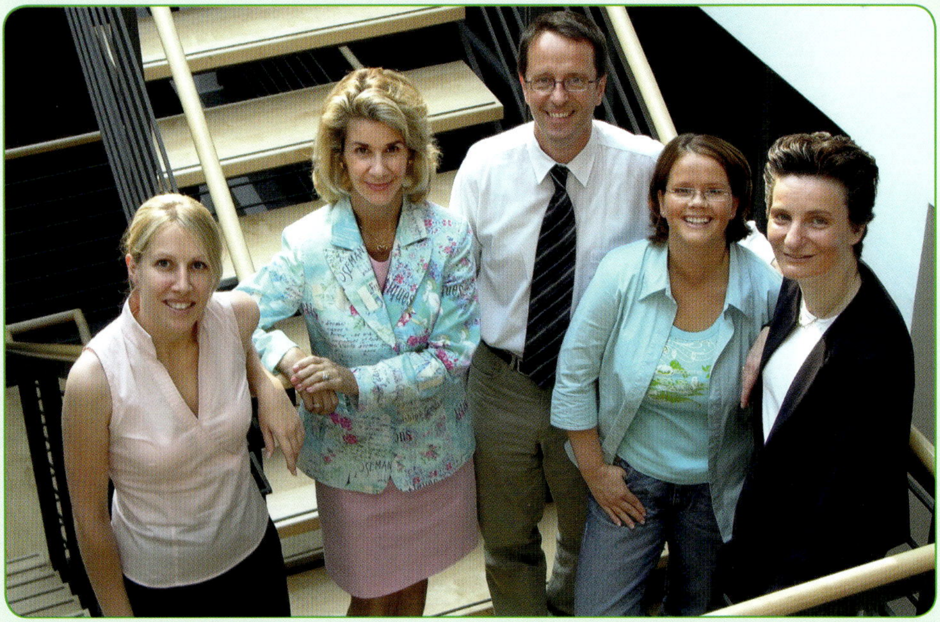

Das Team der Schlaganfall-Hilfe – nicht ganz vollständig, aber voll von tatkräftigem Optimismus

Gesundheit entsteht nicht von selbst

Als meine Mutter 1992 die Stiftung Deutsche Schlaganfall-Hilfe gründete, war der Umgang mit Schlaganfallbetroffenen alles andere als vorbildlich. Da keine ursächliche Therapie zur Verfügung stand, geschweige denn eine Chance zur Heilung, fühlte sich niemand richtig für dieses Krankheitsbild zuständig. Selbst die Mediziner zeigten wenig Interesse an einer Krankheit, bei der die seltenen Fälle von Genesung weniger auf medizinisches Tun als auf die Selbstheilungskräfte des Gehirns zurückzuführen waren. Das Thema war tabu. Die Betroffenen verschwiegen ihr Leiden, da Schlaganfall als Krankheit der gesellschaftlichen Verlierer galt und das Stigma von bleibender Behinderung trug. Meine Mutter erkannte: Schlaganfallbetroffene brauchen dringend Aufmerksamkeit, Hilfe und Hoffnung – und handelte.

Neue Zeiten, neue Herausforderungen

Viel hat sich seitdem getan. Die Stiftung Deutsche Schlaganfall-Hilfe hat maßgeblich dazu beigetragen, das Thema ins öffentliche Bewusstsein zu tragen. Heute streiten sich sogar die Fachdisziplinen um die Zuständigkeit, und die Betroffenen selbst zeigen sich selbstbewusst in der Öffentlichkeit.
Gleichzeitig ist der Druck im Gesundheitswesen groß geworden, die Kosten explodieren und die Komplexität aller Probleme ist so gewachsen, dass sich auch die Arbeitsweise und die Ziele der Stiftungsarbeit verändern müssen. Unser Team in Gütersloh versucht, auf die drängenden Fragen mit veränderten Strategien zu reagieren. Die klassische Stiftungsarbeit wird dabei nicht vernachlässigt und bildet auch weiterhin die Basis unseres Tuns.

Ich kann mir gut vorstellen, dass die konkrete Arbeit unserer Stiftung Deutsche Schlaganfall-Hilfe von außen betrachtet schwer vorstellbar ist. Ich würde Ihnen deshalb gerne Projekte und Mitglieder unseres Teams vorstellen, die exemplarisch für die Arbeit der Stiftung stehen.

EINE NICHTE ERGREIFT DIE INITIATIVE

Die Sonderschullehrerin Hedi Meffert erlebt im Frühsommer 2001 den Schlaganfall ihrer Tante Johanna Metel. Schon im Krankenhaus bemerkt sie, dass ihre Tante nicht ausreichend gefördert und gefordert wird. Die Krankengymnastinnen und Ergotherapeutinnen stehen nur für ein paar Stunden zur Verfügung. So vergeht viel wertvolle Zeit ungenutzt. Die meisten Angehörigen fühlen sich dieser Situation hilflos ausgesetzt und sitzen traurig am Bettrand. Doch Hedi Meffert lässt es nicht dabei bewenden. Schließlich ist sie pädagogisch ausgebildet und hat Fantasie. Am nächsten Tag bringt sie zum Erstaunen aller einen Federballschläger mit ins Krankenhaus und schlägt damit einen Luftballon hoch. Ihre Tante schaut dem Ballon nach und macht eine Kopfbewegung, die sie seit dem Schlaganfall nicht mehr konnte. Ein simples Instrument hatte genügt, um ihre Beweglichkeit zu erhöhen. Und Spaß haben die beiden auch noch dabei. Das ist für Hedi Meffert der Beweis, dass man Dinge, die Kinder faszinieren, auch bei Kranken anwenden kann.

Die MeMo-Box entsteht

Das war der Anfang. Nach diesem Erfolg sucht Hedi Meffert weiter nach Lernmaterialien für ihre Tante. Das Ergebnis: eine große praktische Kunststoffkiste mit blauem Deckel, wie man sie kauft, um Ordnung ins Kinderzimmer zu bringen. *„Hier, heben Sie die mal an! Da ist alles drin, was ich für die Übungen mit meiner Tante benutzt habe“*, präsentiert sie mir selbstbewusst das Ergebnis ihrer Arbeit. Hedi Meffert ist zu Recht stolz auf ihre Kiste, die so genannte „MeMo-Box“. Darin findet sich eine bunte Vielfalt von Spiel- und Schreibgeräten wie Legosteine, Luftballons, Holzperlen, Buntstifte und ein Federballspiel. Alles Dinge, bei denen man eher an die Vorbereitungen zu einem Kindergeburtstag denkt als an Patienten. Und doch ist die Box in erster Linie für Schlaganfallbetroffene und ihre Angehörigen gedacht.

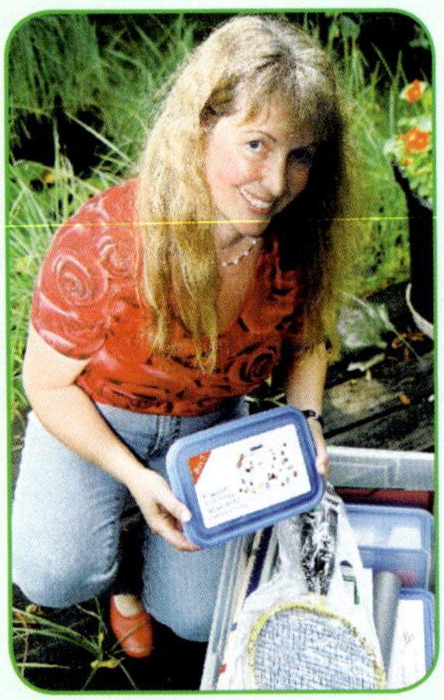

Hedi Meffert und ihre MeMo-Box

Eine Chance für die Kiste

Hedi Meffert möchte diesen Erfolg weitergeben und wendet sich an unsere Stiftung. *„Können Sie mir nicht helfen? Ich möchte das Lernmaterial auch anderen zugänglich machen!“* Wir entschließen uns, das unkonventionelle Konzept von Hedi Meffert mit einer Anschubfinanzierung auf den Markt zu bringen. Normalerweise hätten solche Ideen aus medizinfernen Berufs- und Lebensbereichen kaum eine Chance. Zu verkrustet sind die Fachgesellschaften und Fachdisziplinen, die streng darüber wachen, dass kein „Unberufener“ sich einmischt. Aus Liebe zu ihrer Tante hat sich Hedi Meffert darüber hinweggesetzt. Sie hat die Erfahrungen aus ihrem Beruf als Sonderschullehrerin auf eine ganz andere Alters- und Lebenssituation übertragen, und die Erfolge in der Praxis sprechen für ihre MeMo-Box.

Mut zu unkonventionellen Ideen

Ich denke, man muss auch mal etwas ausprobieren. Eine wirklich neue Idee wird selten mit Begeisterungsstürmen aufgenommen. Auch wenn die MeMo-Box den letzten wissenschaftlichen Segen noch nicht bekommen hat, muss sie so schnell wie möglich Verbreitung finden. Da muss man den Mut zu unkonventionellen Wegen haben. Darin sehe ich eine Aufgabe der Stiftung.

ÜBERLEBENSKUNST IM ALLTAG

Auf Clemens Bettings Schreibtisch türmen sich die persönlichen Berichte von Schlaganfallpatienten. Er kennt sich in den alltäglichen Mühen und Sorgen von Betroffenen und ihren Angehörigen aus, als wären es seine eigenen.

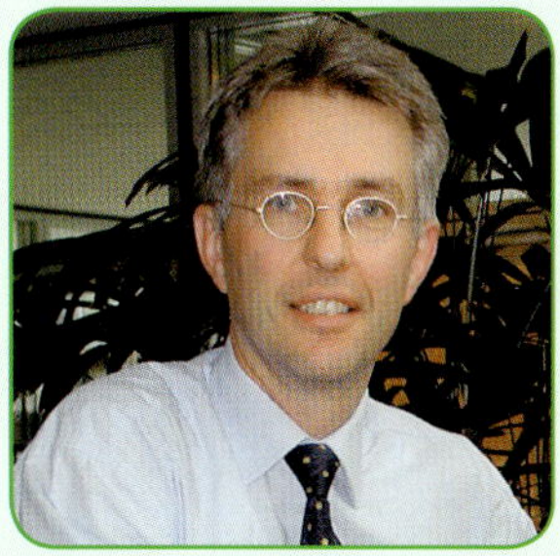
Clemens Betting

Ein Begleiter in der Not

Aus den vielen Krankengeschichten weiß Clemens Betting, dass die Angst vor einem ersten Schlaganfall kaum eine Rolle spielt. Man muss sagen, leider. Doch nach dem ersten ist die Sorge vor einem zweiten Schlaganfall groß - und die Hilflosigkeit auch. Eine einfache Idee versucht hier, Halt zu geben. Clemens Betting kümmert sich persönlich um den „Schlaganfall-Patienten-Pass“, eine „kompakte Erstinformation für den Notarzt bzw. den Rettungsdienst über die bisherige Krankengeschichte inklusive der augenblicklichen aktuellen Medikation“. Der Patienten-Pass leistet außerdem eine gute Hilfe als Gedächtnisstütze beim Arztbesuch. Mit dem Pass in der Tasche fühlen sich die Betroffenen „begleitet“ und dadurch ein wenig sicherer …

Hilfe für die Helfer

Mich persönlich rührt immer wieder an, mit welch fragloser Selbstverständlichkeit die Angehörigen und Freunde Schlaganfallpatienten pflegen. Freunde, Bekannte und andere hilfsbereite Menschen würden gerne helfen und entlasten, haben aber auf Grund der Schwere der Krankheit eine große Scheu und fühlen sich überfordert. Ganz praktische Fragen, wie zum Beispiel der Transfer vom Bett in den Rollstuhl, zur Toilette und zurück, die Bedienung einer Ernährungspumpe oder der Wechsel von Vorlagen, türmen sich zu unüberwindlichen Hindernissen auf. Dieser Herausforderung hat sich die Stiftung angenommen. Gemeinsam mit dem Albertinen-Haus, Zentrum für Geriatrie in Hamburg-Schnelsen, wurde das Curriculum „Schlaganfall-BegleiterIn - Ein Kursus im Rahmen der Laienpflege" erstellt. In 32 Zeitstunden gewinnen die Helfer praxisnah die nötige Sicherheit im Umgang mit den Patienten und können sich ihnen ohne Ängste zuwenden. Das ermöglicht ganz neue Formen der Nachbarschaftshilfe und entlastet die betreuenden Angehörigen. Kaum jemand fühlt sich für dieses Problem zuständig - im Gegenteil, es wird manchmal sogar als Konkurrenz missverstanden. So gesehen ist der Kursus „Schlaganfall-BegleiterIn" für mich ein Beispiel klassischer Stiftungsarbeit, wie sie besser nicht sein könnte.

ABSCHIED VON GELIEBTEN GEWOHNHEITEN – FÜR IMMER

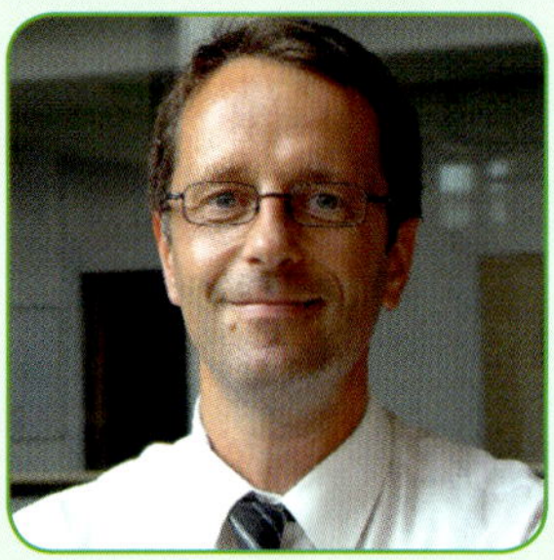

Markus Wagner

Markus Wagner hat da mit ganz anderen Problemen zu kämpfen. Der Zielpunkt seiner Arbeit lässt sich leicht benennen, ist aber zugleich die größte Herausforderung überhaupt. Sein Ressort ist die Risikokommunikation. Er ist verantwortlich für die Kampagnen, die Menschen bewegen sollen, ihr Leben zu ändern.

Menschen erreichen, Verhalten beeinflussen ...

Es ist ein Spiel mit der Zeit. Wenn nicht in den nächsten Jahren die Eigenverantwortung der Menschen stärker greift, ist es denkbar, dass Bonus-Malus-Systeme über direkte finanzielle Belohnung oder auch Bestrafung den Druck erhöhen. Herr Wagner ist sich der Problematik bewusst: *„Wie werden die Kassen in Zukunft damit umgehen, wenn jemand nach dem ersten Schlaganfall weiterraucht? Wird ihm der Anspruch auf teure Medikamente und andere Leistungen des Gesundheitssystems streitig gemacht?"* Die Haltung vieler Menschen zu ihrem Körper auf der einen Seite und das Anspruchsdenken gegenüber dem heutigen Gesundheitswesen auf der anderen

Seite ist nicht zukunftsfähig. Auch wenn die Änderung des Lebensstils das primäre Ziel von Aufklärungs- und Präventionsaktivitäten ist, kann die Verhinderung von Herz-Kreislauf-Erkrankungen nur gelingen, wenn gesundheitsförderliches Verhalten bereits in jungen Jahren eingeübt wird und gleichzeitig durch gesundheitsfördernde Rahmenbedingungen unterstützt wird. Dieser gesamtgesellschaftliche Lernprozess sollte durch schlagkräftige Aufklärungskampagnen unterstützt werden. Deren Botschaften und ihre Medien müssen in einer intelligenten Choreographie aufeinander eingespielt sein, in ständiger Rückkoppelung mit den Bedürfnissen der Zielgruppe und den erreichten Effekten. So gewinnt zum Beispiel zurzeit das Medium Internet für die älteren Jahrgänge enorm an Bedeutung.

Ein sensibles Verhältnis

Das Internet eignet sich in besonderer Weise, die Handlungskompetenz der Patienten gegenüber ihren Ärzten zu stärken. Dadurch verändert sich die Beziehung zwischen Arzt und Patient. Nicht nur Patienten, auch Ärzte müssen sich in neue Rollen einüben. Doch in Zeiten der Krise besteht auch eine besondere Chance für die Entwicklung neuer Verhaltensweisen. Die Stiftung übernimmt hier eine heikle, aber notwendige Moderationsrolle zwischen Patient und Arzt. Auch das ist für mich unverzichtbare Stiftungsarbeit, und ich bin froh, für so fragile Handlungsfelder verantwortungsbewusste Mitarbeiter zu haben.

SICH EINMISCHEN!

Allein die Biographie von Charlotte Kögerl verspricht überraschende Einsichten. Sie war Sporttrainerin, Therapeutin, im Krankenhausmanagement tätig und sie hat profunde Auslandserfahrung. Eine Biographie wie maßgeschneidert für den Wechsel der Perspektive, den die drängenden Probleme herausfordern.

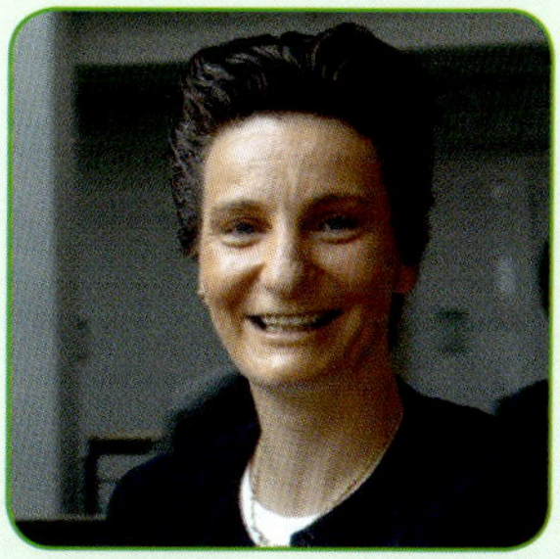

Charlotte Kögerl

Die Stiftung verändert sich

Frau Kögerl arbeitet seit zwei Jahren mit großem Erfolg an Stiftungsaufgaben, die sich vom Helfen, Erforschen und Kommunizieren ein Stück weit wegbewegen. Sie meint: *„Wir wollen das uns anvertraute Geld nicht nur in Forschung stecken, wollen nicht immer wieder von Neuem erforschen, was bereits hundertmal bewiesen ist. Wir müssen die Handlungsfelder verän-*

dern." Der Druck ist groß. Die größten Chancen für Kostensenkung im Gesundheitssystem liegen in gesteigerter Effizienz. Die Alternative heißt Rationalisierung der Leistungen. Damit ist der Stellenwert der Arbeit des Leitprojektes „Schlaganfall-Management" umrissen. Hier geht es um nicht weniger, als den Zeitraum vom Auftritt der Schlaganfallsymptome bis zum Therapiebeginn zu verkürzen und die Handlungskette zu beschleunigen. Dazu führte die Stiftung zunächst ganz pragmatisch einen Praxis-Wettbewerb in ganz Deutschland durch: Welche Region/Stadt ist die beste? Wo werden die Patienten am schnellsten einer Therapie zugeführt?

Der Innovationspreis brachte überraschende Ergebnisse und eine Menge Stoff zum Know-how-Transfer, wie zum Beispiel den einfachen Vorschlag an die Rettungssanitäter, schon im Krankenwagen das Blut abzunehmen.

Solche „best practise"-Beispiele sollen zügig in die Praxis umgesetzt werden. Das bedeutet konkret auch politische Lobbyarbeit, unabhängig, aber nicht unparteiisch und nicht ohne Meinung: *„Wir wollen die Situation nicht nur beschreiben. Wir wollen auch Motor für eine veränderte Praxis sein."*

Weniger Geld, mehr Leistung

Auch durch die Hilfe der Stiftung Deutsche Schlaganfall-Hilfe ist die Dichte der Stroke Units in Deutschland die größte der Welt. Dieses Angebot an die Patienten kann wahrscheinlich nicht aufrechterhalten werden, das wird nicht mehr finanzierbar sein. Die Lösung in diesem Dilemma könnte „Telemedizin" heißen, Kostensenkung über eine besser koordinierte Medizin. Wenige Zentren hoher Kompetenz und exzellenter Ausstattung mit bildgebenden Geräten konferieren mit Häusern geringerer Kompetenz und Ausstattung via Bildschirm.

So lassen sich Kosten durch Effizienz sparen und nicht durch Rationalisierung, die zwangsläufig kranke Menschen von bestimmten Leistungen ausschließt. Diesen Weg sind wir bereits ein Stück weit gegangen und erste Erfolge zeichnen sich ab.

Wir werden auch in Zukunft als unabhängige Impulsgeber agieren, Schwachstellen offenlegen, nach Beispielen von „best practise" suchen und diese modellhaft ausprobieren.

Gesundheit entsteht in geteilter Verantwortung. Wir wollen unseren Teil dazu beitragen. Leisten Sie Ihren! Ich verspreche Ihnen, es wird Ihnen gut tun.

SERVICE UND KONTAKTE

DER FILM ZUM BUCH

DVD **„Der Tag, der alles änderte“**. Ein Film von Monika Kirschner, zu beziehen über die Stiftung Deutsche Schlaganfall-Hilfe für 12 Euro.

SELBSTHILFEGRUPPEN UND REHA-KLINIKEN

Adressen der Selbsthilfegruppen und Reha-Kliniken können aufgrund des großen Umfangs hier nicht abgedruckt werden. Sie erhalten die Listen jederzeit bei der Stiftung Deutsche Schlaganfall-Hilfe: Tel.: 05241-9770-0.

DAS SERVICE- UND BERATUNGSZENTRUM

Interessierte, Schlaganfall-Betroffene und deren Angehörige können sich bei uns informieren. Wir helfen gern weiter!
Montag bis Freitag: 9.00-17.00 Uhr
Tel.: 01805-093093, Fax: -94
E-Mail: info@schlaganfall-hilfe.de
www.Schlaganfall-hilfe.de

EXPERTENRAT/INTERNET

Experten beantworten telefonisch oder via E-Mail Fragen rund um das Thema Schlaganfall! Das Team besteht aus einem Neurologen, einem Zahnarzt, einer Rechtsanwältin, einer Fachpsychologin für berufliche Wiedereingliederung sowie Sprachwissenschaftlern. Jeden 2. und 4. Mittwoch im Monat von 15.00 bis 17.00 Uhr beantworten diese Ihre Fragen unter Tel.: 01805-093093 (0,12 E/Min.) oder per E-Mail: info@schlaganfall-hilfe.de.

ANDERE INSTITUTIONEN

Bundesverband für die Rehabilitation der Aphasiker e.V.
Robert-Koch-Str. 34, 97080 Würzburg,
Tel.: 0931-2501300

Deutscher Behindertensportverband
Friedrich-Alfred-Str. 10, 57055 Duisburg,
Tel.: 0203-7780170

Deutscher Diabetikerbund e.V.
Danziger Weg 1, 58511 Lüdenscheid,
Tel.: 02351-989153

Deutsche Liga zur Bekämpfung des hohen Blutdrucks e.V.
Berliner Str. 46, 69102 Heidelberg,
Tel.: 06221-411774

Deutsche Herzstiftung e.V.
Vogtstr. 50, 60322 Frankfurt/M.
Tel.: 069-955128-0

Bundesarbeitsgemeinschaft „Hilfe für Behinderte“ e.V.
Kirchfeldstr. 149, 40215 Düsseldorf,
Tel.: 0211-310060

Bundesverband Selbsthilfe Körperbehinderter e.V.
Postfach 40, 74236 Krautheim/Jagst,
Tel.: 06294-680

LITERATUR

Hans Christoph Diener:
„Schlaganfall“ 100 Fragen und 100 Antworten
Thieme Verlag, 121 Seiten, ISBN 3-13-132961-0

Hans-Christoph Diener/Werner Hacke/Michael Forsting: **„Schlaganfall“**
Thieme Verlag, 342 Seiten, ISBN 3-13-136291-X

Jürgen Wilhelm/Dr. med. Alfred Lauer:
„Schlaganfall“ Akutfall, Reha, Beruf und Familie – Was Sie jetzt tun können
TRIAS Verlag, 144 Seiten, ISBN 3-8304-3072-8

W. Melcher/Dr. med. P. L. Kolominsky-Rabas/ Dr. Hans H. von Wimpffen:
„Kraft und Energie wiedergewinnen nach dem Schlaganfall“
Falken Verlag, 127 Seiten, ISBN 3-8068-1989-0

Dr. med. Matthias Sitzer:
„Schlaganfall“
Mosaik Verlag, 134 Seiten, ISBN 3-576-11043-7

Ingrid Tropp Erblad:
„Katze fängt mit S an“
Aphasie oder der Verlust der Wörter
Fischer Taschenbuch Verlag, 100 Seiten,
ISBN 3-596-12397-6

REGISTER